わたしと統合失調症

26人の当事者が語る発症のトリガー

リカバリーを生きる人々★著
佐竹直子（精神科医）★編著

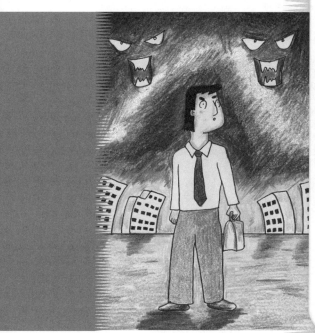

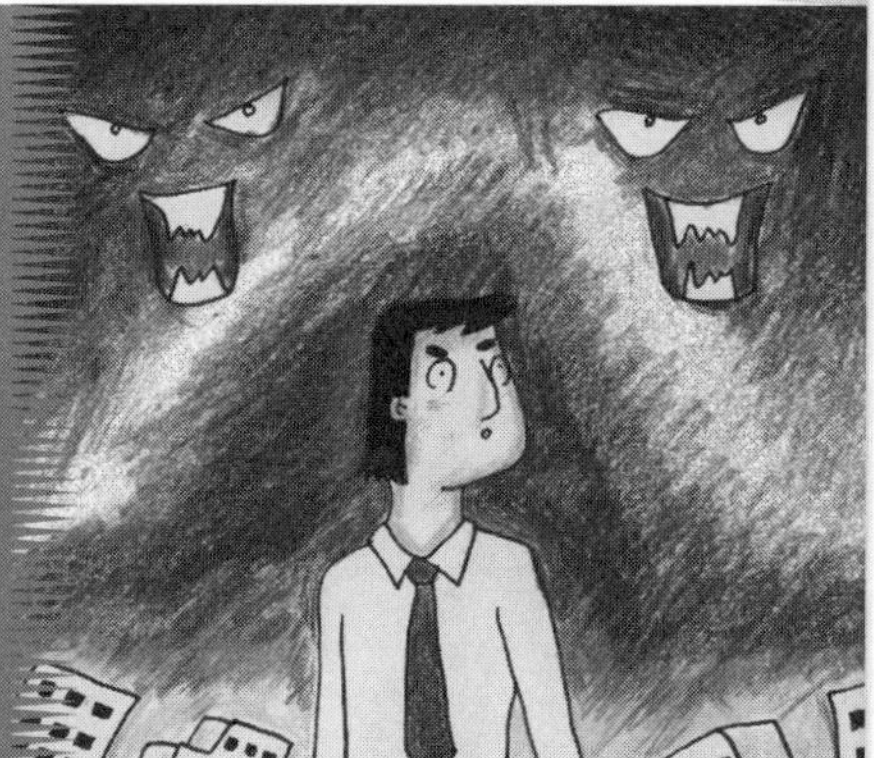

中央法規

はじめに

統合失調症は、一〇〇人に一人の人がかかるごく一般的な疾患です。しかしこの病気にかかったとき、自分に起こっていることが病気なのか何なのか、自分は一体どうしたらいいのかわからないまま長年悩み続けて、ようやく専門機関への相談に至ることが時々あります。治療が始まり今後の生活について一緒に相談しているときに、それまでのつらさや混乱した状況の話を聞くたびに、もっと早く苦しい状況から抜け出す手がかりを得られるようにならないかと思います。統合失調症に関する情報は本やインターネットなどさまざまなメディアから得ることができるようになってきましたが、その情報を頼りに適切な治療や支援を得ることはそんなに簡単ではないようです。

最近の統合失調症の治療や支援は、発症からできるだけ早く治療につなげ、特に早い時期に重点的に支援することで症状の慢性化を減らし、病気の症状を管理するスキルを身につけて再燃を防ぐことで、その後の生活の困難さを軽減することを目指しています。そのための新しい治療や支援の方法が導入されてきています。そしてなにより治療や支援は、当事者のリカバリーを中心にしたものであることが重要です。リカバリーを中心とした治療や支援に専門家も注目するようになってきています。

ここに集められた統合失調症の当事者の体験記には、それぞれの発症から現在の生活に至るまでの道のりがその時々の思いとともに綴られています。統合失調症はその明確な原因が見つかっていませんが、発症には「引き金」となる出来事があるといわれています。

本書ではこの出来事を「トリガー」として焦点を当て、二六名の方々の多様な体験にまなざしを注いでいます。発症の頃のエピソードは、どんなことが統合失調症のトリガーになるのかだけでなく、発症当時の混沌とした状態と同じ感覚を今まさに抱えている人に、自らに起こっているかもしれない問題を気づかせてくれるかもしれません。また、その人にとってのトリガーとなる出来事は発症後の症状の再燃にも深くかかわり、発症へと至らせたその出来事への向き合い方を皆が考えるきっかけにもなってくれるでしょう。

そしてトリガーに続いて紹介される「リカバリー」の体験談は、リカバリーのプロセスを歩み始めるまでに何が大切か、何が必要なのかを教えてくれます。病気を発症した後、先行きに希望を持てなくなっている当事者・家族には希望を与えてくれることでしょう。さまざまな立場からかかわる専門家にとっては、その支援のあり方を学ぶ大切な機会になるはずです。

つらかった体験を思い出し、手記として著し遺し、それを世に公開いただいた二六名の方々に心より感謝申し上げます。このかけがえのない貢献がこれからの統合失調症の治療や支援、研究に活きてくることを願い、信じています。

二〇一六年一一月

佐竹直子

もくじ

2 一人暮らし、進学など「環境の変化」

＊本書では、そこに記されている時代と本人の体験に基づき、「精神病院」「保健婦」等の現在は改称されている表記を執筆者の記述のとおりに掲載しています。

第1章

統合失調症と生活障害

I　統合失調症とは

◎統合失調症とはどんな病気か

統合失調症は、脳の機能障害が主な症状の病気です。おおよそ一〇〇人に一人の割合で発症するといわれており、特に珍しい病気ではありません。発症の割合で男女間の差はありませんが、発症の時期は男性のほうが若干早い傾向がみられます。病気は主に一〇代後半から三〇代にかけて始まり、発症後の状態に変化はありますが、症状や生活のなかでの困難さが長く続く、いわゆる慢性の経過をたどります。

人間の脳は、生きていくためにさまざまな情報を周囲から取り入れ、状況を認識し行動することを日々くり返しています。この一連の流れがスムーズに働かない、または働きに偏りがあるため、日常生活や社会生活のなかでさまざまな問題が起こります。これらが統合失調症の症状にあたります。症状は人により実に多彩で、また経過のなかで変化することもあります。

統合失調症の症状は、本人も周囲の人もそれが病気の症状であること、また起こっている問題が病気によるものであるという認識をなかなか持ちづらいことがあり、そのために必要な援助を受けたり、治療を受けるのが遅れてしまうことがよくあります。また症状がわかりにくいところから、周囲からも生活上の困難さについてなかなか理解を得られず、低い評価を受けて自信をなくしてしまったり、時には孤立してしまったりなど、病気の症状以外にも大変さを抱えてしまうことがあります。

◎統合失調症の原因はなにか

統合失調症の発症の原因は、今のところまだわかっていません。脳の一部の働きが悪いのではないか、あるいは遺伝が原因なのか、育った環境が原因なのかとさまざまな研究が今日まで行われてきましたが、はっきりした原因は解明されていません。最近の研究では、統合失調症を発症した人の脳の一部の働きが低下していることが少しずつわかってきていますが、なぜこうした状態が起こるのか、その原因までは解明されていません。

今のところ、本人が持つ「発症のしやすさ」と「トリガー（引き金）」といわれるストレスが重なって発症に至るという「ストレス脆弱性モデル」が発症のメカニズムとして一般的に考えられています。

◎ストレス脆弱性モデルとは

私たちの日々の生活には、さまざまなストレスがあります。日々ストレスを受けながら、そのストレスを解消し、人は肉体的にも精神的にも健康的な生活を維持するようにしています。健康な状態を維持しながら受けることが可能なストレスの量は、人によってさまざまです。このいわゆるストレスの許容量を超えてしまうだけのストレスが重なったとき、統合失調症を発症するのではないかと考えられています。

「ストレス脆弱性モデル」では、この許容量が小さい、またはストレスをためやすい人が統合失調症になりやすいと考えられますが、人によってストレスに対する許容量に差があることの明確な要因は、まだ突き止められていません。生まれつき脳自体がストレスに対して許容量が小さい、妊娠期や出産期の感染やトラブルによる脳の発育の遅れなどが関与している、あるいは、ストレスを抱えやすい性格や考え方の傾向などが関係しているともいわれています。

◎統合失調症は治るのか

統合失調症は発症すると、その症状はある程度治療によって緩和することができますが、病気を完全に治し発症前の状態に戻すことは現在の医学では残念ながらできません。状態の変化がありながら病気を抱えた状態が続く、糖尿病などのような慢性の病気であるといえます。

症状の発症直後、いわゆるファーストエピソード（一回目の症状の顕在化）の状態は、比較的薬物療法の効果が出やすく、治療によりほとんど症状がない状態になる人も多くいます。そうすると、「もう病気は治った」「あれは一時的なものだったんだ」と病気であったことをできれば忘れてしまいたい気持ちもあり、治療から離れてしまうことがあります。また、薬を飲んでも生活のなかでの困難さがいつまでも続き、仕事ができない、人間関係もうまくいかないなど、生活の質がよくならないために、「薬を飲んでいても変わらない」と治療を中断することもあります。

統合失調症は、症状のぶりかえしをくり返すと発症した頃のようには薬の効果が出にくくなり、症状が残ってしまう可能性が高くなります。そのため継続的な治療が必要となります。

◎治療の目標は何か　～リカバリーについて

統合失調症をはじめとする症状が取れづらく長期に障害を抱えやすい精神疾患の治療は、他の身体の病気の治療と違い、治療の目標を症状の軽減だけに置くのではなく、治療を継続して症状をコントロールする方法を身につけ、社会のなかでのさまざまな協力のもと、生活における困難さを減らし、自分自身が納得できる生活を自分で獲得することが目標となります。

障害があっても自分らしく満足できる生活を目指して進む道のりの過程を「リカバリーの過程」といいます。リカバリーは目標を持ちながら自分らしく生きることを意味し、この過程の助けとなるものが治療であるべきだと思います。

Ⅱ　統合失調症の経過

前述したように、統合失調症は一〇代後半の思春期から三〇歳頃までに発症する病気です。発症の時期はちょうど進学や就職など今後の人生を決める大きな選択をする時期と重なり、親元を離れた生活や、恋愛、結婚と生活環境も大きく変化します。また、社会人としての責任が課せられるなど子どもの頃の生活と異なり社会的にストレスの多い生活に変わっていきます。このようなストレスの重なりのなかで統合失調症は発症します。

1．前駆期

発症の初期は、これまでの生活が徐々に保てなくなるような変化から始まります。なんとなく疲れやすくなったり、それまで勉強や仕事に集中できていたのができなくなったり、仕事を遅刻したり休みがちになったりします。友人や職場の同僚との関係も、それまでと違ってなんかぎくしゃくしてしまったり、緊張してしまったりもします。自分の行動があたかも人ごとのように感じてしまう、実感が伴わないような感覚を持つこともあります。

変化は漠然としていて、本人自身も何が問題なのか、どう対応してよいのかわからず時間が経過してしまう、そんな状況になります。周囲から見ると「少し疲れているのかな」程度の変化にしか感じられず、問題だと強く認識するまでには至らない、生活が何となくうまくいっていないことにどう対処してよいのかわからない、そのような状態が長いときは数年続くこともあります。

2. 急性期

急性期は比較的本人も周囲の人も気がつきやすい、それまでにはなかったような状態を呈します。幻聴や妄想が生じ現実的に物事を判断できにくくなったり、幻聴に言われるままに行動してしまうこともあります。夜も眠れず頭が妙に冴えたような状態になり、周囲の音や人が話す内容、動きに非常に敏感になります。イライラして時に興奮したり、衝動的な行動を取ったり、固まって動けなくなることもあります。

症状が激しいために、本人が自宅で安全に過ごすことができなかったり、治療が必要なことも判断できなかったりする状況になったときには入院が必要になる場合もあります。

急性期にみられる陽性症状には薬物療法が効果的です。過活動状態になった脳を休ませる効果があります。

3. 休息期

急性期に薬物療法で陽性症状が落ち着いてくると、休息期と呼ばれる時期になります。急性期で消耗したエネルギーを取り戻すようによく眠り、日中の活動も少なめになり、いわばエコモードのような状態になります。周囲への関心もあまりなくなり、ぼんやりした日々が続きます。そうしてバッテリーを充電するようにエネルギーを貯め、少しずつ元気を取り戻していきます。期間は人によってさまざまですが、数か月程度続きます。

4. 回復期

休息期から徐々に日常生活で自発的に行動を起こすことが増えてきます。家事を手伝ったり、テレビや雑誌をみるようになったりします。また友人と連絡を取ったり、仕事や学校のことなどを考え始めたりもします。回復のスピードはゆっくりで、止まったり進んだりしながら少しずつ以前の生活を取り戻していきます。

この時期は激しい陽性症状はみられにくく、むしろ陰性症状や認知機能障害による生活への影響がみられます。薬物療法を続けながら、リハビリテーションに重点を置く時期となります。

Ⅲ 統合失調症の症状について

統合失調症になると、脳の機能に影響がみられ、さまざまな症状を生じます。症状は人によっても、また同じ人が時期によっても変化することがあります。

統合失調症にみられる主な症状は、「陽性症状」「陰性症状」「認知機能障害」の三つに大きく分けられます。それぞれの症状を整理してみます。

1．陽性症状

脳の活動が過剰な状態（過活動状態）で、症状は周りの人から見てもわかりやすいものが多いです。主に脳の深い部分の働きが過剰になっているといわれています。

陽性症状は以下のような症状があります。

● **幻聴**……実際にはその場にいない人の声で話しかけてくる声のことを「幻聴」といいます。幻聴の内容は、自分を馬鹿にするような中傷や脅すような怖い言葉が多く、とてもつらい気持ちになるといいます。また、自分の考えていることが声になって聞こえたり、自分の行動について指図してきたりすることもあります。一方で、人によっては友人との会話のように楽しい話をしてくる場合もあります。

この声は、自分だけに聞こえる病気の症状であると本人が認識できる場合と、人が実際に話している声とまったく区別がつかない場合があります。

●**妄想**……実際にはないことを現実のこととして捉えてしまったり、物事に対する考え方が極端になってしまったりすることです。統合失調症の場合は、周囲の人が自分のことを見張っている、自分のことを陥れようとしているなど、自分に何か害をおよぼしてくるのではないかと考えてしまう被害妄想が多くみられます。

妄想は、「そんなことはないと思うけど、もしかしたら……」と、ふと思いついたやや偏った考えに、さまざまな情報をその考えの証拠として次々結びつけることによって、自分の中で確信し定着していきます。誰でも疲れたときや窮地に陥ったときなど極端な考えが浮かびがちになることはありますが、健康な脳の状態では「でもこんなふうに考えることもできるな」とその考えに固着はしないものです。しかし統合失調症の場合、その切り替えがなかなか難しくなってしまいます。

また、周囲の人や出来事と自分が何か関連しているのではないかという関係妄想もよくあります。一方で、自分は世の中ですごく影響力のある人間である、地位のある人物の血縁者であるなど誇大的な妄想、「親は実は本当の親ではない」など血縁関係を否認するような妄想もあります。

●**自我障害**……自分と他者との思考のうえでの境界が不明瞭になり、人から考えを吹き込まれたり、自分の考えが抜き取られたりするような感覚が生じます。また、自分の行動があたかも人に操られてやってしまったような感覚に陥ることもあります。

●**連合弛緩**……思考のスムーズな流れが阻害された状態で、一貫したテーマで物事を考えたり話をしたりすることが困難になります。話のまとまりが悪く、何について話しているのか途中でわからなくなったり、考えのポイントがあいまいになったり、なかなか結論に至らなかったりする状態になります。

- **興奮、昏迷**……頭の活動が非常に活発になりすぎて、落ち着きがなく動き回ったり、興奮して怒鳴ったりするような状態、頭の中でいろいろな考えが錯綜してしまい、必要な行動をとることができず固まったような状態（昏迷）になることがあります。

2. 陰性症状

陽性症状とは逆に、脳の活動がふだんより不活発になるために起こる症状です。主に脳の前の部分の働きが低下してしまっている状態のときに起こる症状といわれています。急性期よりはむしろ病気の経過が長くなってきたときにみられやすくなります。陰性症状には次のような症状があります。

- **感情の平板化**……楽しいことがあっても悲しいことがあっても、それに伴った感情がなかなか湧いてこない状態になります。
- **意欲の減退**……何かをやろうとする気持ちが起こりにくく、何をやるのも億劫になってしまいます。
- **ひきこもり**……人に会うことを避け、家にずっとひきこもったり、周囲に対する関心の少ない状態になったりします。他人の状況にあわせて何かをする配慮も乏しくなり、一方的に自分の希望ややり方を押し通したりするようにもなります。

3. 認知機能障害

認知機能障害は、以前はあまり注目されていなかった、あるいは一部は陰性症状として分類されていたものです。最近では三つ目の症状群として分類されるようになり、研究が進んでいる症状のグループになります。

主に、物事を記憶する、理解する、判断する、学習するなどの知的な能力（認知機能）について障害をきたします。急性期のときには陽性症状が際立っておりあまり目立ちませんが、休息期から回復期に入ったときに症状がみられるため、「急性期は過ぎたけど、あまりよくなった感じがしない」と感じることも多いと思います。認知機能障害は陰性症状と同じ頃にみられ始め、薬であまり症状が改善されず慢性に症状が残りやすいです。

認知機能障害には以下のようなものがあります。

• 判断力の低下

置かれている状況を把握し、今の状況で必要なこと（目標）を定めて、それに向かって何をしたらいいのかを計画し、実行する。この一連の判断が難しくなります。また、途中にハプニングが起きたときに、その対処をどうするかなどの判断も苦手になります。

さらに、外界から入った刺激を過去の体験の記憶とあわせてみて判断することも苦手になります。たとえば、知らない人が話している姿をみて、知人が話しているときの記憶と同じイメージを持って「自分のことを話している」と判断することなどがこれにあたります。

●注意力の低下

周囲にある多くの刺激のなかから自分に必要な刺激に集中し、その刺激の情報から判断することが難しくなります。たとえば、周囲が騒がしいなかで何か言われても聴き取れないことが起こります。

●記憶力の低下

人やものの名前が覚えられない、人の名前が出てこない、勉強ができなくなるなど、記憶の問題が生じます。また、過去の記憶と照らし合わせて今の状況を判断することが難しくなります。

Ⅳ　統合失調症を抱える生活

ここまで統合失調症の症状についてみてきました。このような症状を抱えた生活では、さまざまな困難さ（生きづらさ）がみられます。実際に生活のなかで困ることについてみてみましょう。

◎疲れやすい

統合失調症を抱えての生活はとても疲れます。周囲からみると、「そんなに疲れるようなことはしていないのになぜ？」と思われがちですが、疲れやすい原因がいくつかあります。

人間の脳は、生活しているなかで自分にとって必要な刺激を選択的に取り入れて、あまり必要のない刺激をカットするフィルターのような機能を持っています。統合失調症の場合、このフィルターがうまく働かない、まるでフィルターの一部に穴があき、必要のない刺激まですべて拾ってしまうようになります。そうすると刺激の量が増えてしまい、結果としてとても疲れた状態になります。

たとえば、人混みの激しい繁華街で一日過ごすことを想像してみてください。そのような場所は刺激が多過ぎて、フィルターがちゃんと機能していないのと似たような状況になります。人混みにいて、夕方くらいになったら疲れてしまったという体験をしたことのある方は多いと思います。そのような状態が家の中などそんなに刺激が多くないはずの環境でも起こってしまうのです。疲れを取るための睡眠も取りづらくなってしまうため、寝てもなかなか疲れが取れにくい状況も起こってきます。

さらに、なかなか集中できない、人に気を遣ってしまうなど症状から起こってくる疲弊もこれに重なりますから、とにかく疲れる、そして疲れが取れない状態が続きやすくなります。

◎気になってしまう

刺激に対するフィルターがうまく働かないと、必要のない刺激や情報まで気に留めてしまいます。そうすると気が散ってしまい、物事に集中しづらくなってしまいます。

◎「思い込み」が激しくなる

日常生活上の出来事にはいろいろな捉え方があり、人はその時々に自分なりの意味づけ（認識）をします。それぞれの出来事については、「そうかもしれないし、でもこうも考えられるかも」といくつかの捉え方があるなかで、人はその都度どう捉えるかを選択しています。統合失調症の場合、この選択についてやや偏りがちになる、また根拠があまりない状況でも「きっとこうに違いない」と確信へ至るのが早い傾向があります。そうすると、いろいろな見方もしづらくなり、思い込みが激しくなる傾向がみられるようになります。

◎自信がない

自信のなさはいろいろな理由で生じます。集中が困難などの認知機能障害により、学校や職場で周りについていけない、仕事がうまくできないなどの問題が起こりやすくなります。今までできていたことができなくなるなかで自信を失い、また周りからよい評価も受けなくなるために、さらに自信を失っていく悪い循環に陥っていきやすくなります。

さらに、残念ながら精神障害に対しての偏見や無理解から、障害を抱えていること自体に自信を失うこともあるかもしれません。

次に、家庭と職場に焦点をあて、生活のなかでの困難さを具体的にみてみます。

1. 家での生活で起こること

自宅の生活では、次のような困難さがよくみられます。

●カーテンを開けられない

近所から「見られている」感じを持つことがあります。たまたま隣人や通りすがりの人と目が合った状態を「見張られている」「監視されている」と思ったり、家の外から聞こえてくる近所の人の立ち話が自分のことを噂している、悪口を言っているような感じがしたりします。そこから生じてくる状況として、部屋のカーテンや雨戸をなかなか開けられなくなります。

調子が悪くて仕事や学校に行けず家にずっといる状態が続くと、そんな自分は人からどう思われているのかも気になります。それが「見られている」感じを助長させる原因ともなっていると思われます。

●身の回りのことをするのが面倒になる

やる気が出にくくなり、身の回りのことをするのが面倒になります。おしゃれをするなど身なりへの関心が下がり無頓着になることもあります。お風呂に入るのが面倒で苦手になる人がけっこう多いです。

●音が気になる

刺激に関するコントロールが難しいため、人の話し声が気になったり、テレビの音がつらく感じてボリュームを下げたり、家族の人に「切っていい？」とお願いすることもあります。健康なときでも疲れて家に帰ったときなど、テレビの音をうるさく感じることがあると思いますが、それと似た状態です。

●家事は炊事が苦手

家事は、人によって得意な人とそうでない人がもちろんいます。統合失調症の症状のために苦手になりやすいのは、食事を作ることではないかと思います。食事作りは、献立を考え、食材を選び、食べる時間にあわせて段取りを考えるというすべての過程に総合的な判断が必要になります。火や包丁など危ないものも使うため、注意を集中させることも求められます。

リハビリテーションのプログラムに食事作りがよくありますが、あれはたいていの人が食べるのが楽しみで興味を持ちやすいから行うわけではありません。リハビリテーションのさまざまな要素が詰まっているのです。

●テレビを観るのも大変

テレビを観たり本を読んだりするとき、ストーリーを追うことが困難になります。それも内容が長くかつ複雑だと、理解することがとても大変になります。また、抽象的な比喩などを理解するのも苦手で、「〇〇のような」というたとえをその言葉のまま理解してしまうようなことが起きます。たとえば、病気についての勉強会で、「疲れやすい」の項で説明した「刺激に対してのフィルター」を実際に脳の中にそういうフィルターがあると思ってしまった人がいらっしゃいました。そんな間違いも起こりやすくなります。

●反応がない？

頭の中で幻聴が盛んに話しかけてくる、あるいは頭の中にいろいろな考えが浮かんできてそちらに集中してしまう、などの状況では、周囲の人が話しかけてもなかなか気づけないことがあります。また、周囲に関心を向けて必要な情報を得ることができなくなります。周りの人からはうわの空のような状態にみえ、「私の言っていることを聞いてくれていない」と誤解を招いてしまうことがあります。

また、聞こえてくる幻聴に話しかけたりすると、それは周囲からはぶつぶつ独り言を言っているようにみえます。幻聴の話の内容がおかしかったりすると、クスクス笑ったりすることもみられます。

2. 職場で起こること

一方、職場では次のような困難さがよくみられます。

●頼まれた仕事の内容を理解できない

注意の集中ができず、一度にたくさんの情報を処理することが難しく、混乱が生じやすくなります。複数の内容の指示を口頭で言われてもその一部しか理解できなかったり、いろいろ言われるうちに混乱して何を言われたのかまったくわからない状態になったりします。周囲の人は、一つずつ本人に合ったスピードややり方で対応することが必要になります。

●あいまいな指示は苦手

「それ、そうしておいて」など指示代名詞の多い会話や、「適当に終わらせておいてね」など曖昧な情報から必要なことを類推して行動することは苦手です。抽象的な言葉から具体的にイメージすることは難しく、たとえば、「運転するときみたいにやってよね」と言われても、運転するときのイメージを必要とされていることに重ねて行うべきことを導き出すのが難しくなります。

●優先順位がつけられない

人は生活のなかで常にいろいろな情報を取り入れ、その時々の状況にあった対応を判断しながら行動しています。そのなかで何を優先させるべきかをそれまでの経験から判断することができますが、優先しなければいけないことが何なのかの判断が難しくなります。たとえば、「今日はほかの仕事は置いておいて、この資料を一〇部ずつコピーして」と言われると、途中に電話が入ってもそれには出ずにコピーを続ける、こんな感じのことが起きてきます。

・仕事に集中できない

周囲の音や話し声、人の動きなど、そのときの仕事に関係ない情報も聞き流せずに拾ってしまうため、集中できない傾向があります。静かな場所やパーティションなどで視界を区切ると、多少集中しやすくなることもあります。

・気にし過ぎる面と無頓着な面が混在

とてもこだわってしまう部分と、無頓着なところが混在し、周囲からみると不思議に感じることがあります。遅刻するのが不安で出勤時間の何時間も前から会社に出勤するのに、休むときには連絡しないで上司から叱られてしまうようなこともあります。

V 統合失調症の治療・援助

統合失調症は、薬物療法と心理社会的な治療をその時々の状態にあわせてバランスよく行うことにより、日常生活や社会生活における困難さを軽減していくことが可能になります。また、生活上の困難さをカバーするために、必要な支援を利用することも大切です。生活のなかでの困難さはさまざまで、そのうえ同時にいくつもの問題を抱えている場合も少なくなく、それらの問題を整理し、その都度タイムリーに相談しながら解決していくための相談相手がいてくれることも重要です。

1. 薬物療法

薬物療法には主に抗精神病薬が用いられます。統合失調症の人の脳の中では、ドーパミンやアドレナリン、セロトニンなどの神経伝達物質といわれるホルモンの分泌が健康な人に比べて過剰に出過ぎたり、あまり出なかったりといったバランスの悪い状態が起こっています。

抗精神病薬は、これらのホルモンの脳内で出る量が適当な状態になるように、ある程度コントロールする効果があります。抗精神病薬は主に幻聴や妄想、興奮や緊張などの陽性症状に対して効果があります。また、症状がみられなくなっても飲み続けることで、症状のぶり返し(再燃)を防ぐ効果もあります。治療薬としては、抗精神病薬のほかに睡眠薬、抗不安薬や抗うつ薬、感情調整剤などを併用して使う場合もあります。

現在の抗精神病薬を中心とする薬物療法は、症状の緩和はできますが統合失調症を完全に治す効果まではありません。とにかく症状を抑えるために薬の量をどんどん増やしても症状が治まらない場合もありますし、陰性症状や認知機能障害などには薬の効果はあまりありません。むしろ、薬の量を増やすことによって副作用も出やすくなります。薬物療法はその効果と副作用を考え、生活のなかでなるべく負担が少なくなるようにバランスをとることが大事です。

薬物療法について、できるだけ少ない種類と量を目指すようにするためには、生活のなかで症状によるつらさや困難さをできるだけ減らせるよう、次にお話しする心理社会的な治療を取り入れることが重要です。

2. 心理社会的な治療

心理社会的な治療は、統合失調症によって引き起こされた生活上の困難さに対するさまざまな解決法を学び、トレーニングする治療法です。精神科のリハビリテーションもこのなかに含まれます。心理社会的な治療の効果が得られると、生活の困難さが減り、薬物の減量の可能性が広がり、安心感や自信を持って生活ができるようになります。そのことがさらに、症状の影響が少なくなるよい循環に結びついていきます。

心理社会的な治療には、以下のようなものがあります。

• 心理教育

病気の特徴や治療について学び、病気についてわからないという不安感を減らし、症状の対処についての知識を習得し、症状による負担を減らします。統合失調症の当事者に対してだけでなく、ご家族など身近な方も受けると効果があります。

• 作業療法

日常生活で行われる作業を通じて、楽しみを感じたり、家事や人間関係など今後の生活に必要なスキルを身につけたり、集中力を伸ばしたりする治療法です。

・認知行動療法

認知行動療法は、生活のなかで起こる事柄についてその捉え方の幅を広げ、ストレスの少ない捉え方も選択できるようになる「認知療法」と、症状や生活上の問題に対して具体的に対処する「行動療法」をあわせたものです。「ＳＳＴ（社会技能訓練）」も認知行動療法の一つの形になります。

・認知機能リハビリテーション

認知機能障害の症状に対する治療で、「認知適応法」と「認知矯正法」があります。認知適応法は、認知機能の低下で起こってくる問題を補う行動や環境調整を行い、機能低下の部分を補う方法です。覚えておくことをボイスレコーダーに録音したり、大事な掲示物の情報を携帯式のカメラで撮って忘れないようにしたり、服薬の時間をアラームで知らせるようにしたりするのが使い方の例になります。

認知矯正法は、「脳トレ」のような脳を活性化させるゲームを使ってトレーニングを行う方法です。

3. 相談相手

統合失調症の場合、治療によって症状がスッキリなくなってしまうことはあまりなく、症状や生活上の困難さを慢性的に抱えながら日常生活を送ることになります。そのため、病気の治療だけでなく、生活上の困難さについて、対策を一緒に考えたり、不安を受けとめて力づけてくれたりする相談相手が重要な存在になります。

相談相手は、医療や福祉の専門家だけでなく、家族や友人など身近な人もその役割を担ってくれます。自分にとっての相談相手が誰なのかを日頃から意識することが大切です。

第2章

発症のトリガー
明日へのリカバリー

何が発症に関係するのか　佐竹直子（精神科医）

前章で説明したとおり、統合失調症発症のはっきりとした原因はまだわかっていません。今のところ、その人が元々持つ脳の体質や性格などによるストレスに対する脆さ（脆弱性）に対し、さまざまなストレスが加わり重なっていくなか、発症に至るのではないかと考えられています。つまり、統合失調症の発症には「ストレス」が大きくかかわっていると考えられます。

人は生活のなかで日常的にストレスを受けています。ストレスにはさまざまな種類があり、その度合いも一定ではありません。仕事一つをとっても、忙しいときとそうでないときでストレスの度合いは違いますし、職場では仕事のストレス、うちに帰れば家事のストレスや家族関係のストレス、町内会など地域で担っている役割があればそこで起こってくるストレスなど、数え上げればきりがないくらい、それぞれの生活のなかにストレスはあります。

しかし、人はストレスを受けながら、一方ではそのストレスへの対処を行い、いわゆる「ストレスがたまらない」ようにバランスを取りながら生活をしています。睡眠や休息を取ったり、つらいことを人に聞いてもらったり、趣味やレジャーを楽しんだりしてストレスを解消する、あるいは仕事の量を減らしたり、家事や町内会のことを家族の誰かにお願いしたりしてストレスの量を調節する、そうしてうまくバランスを取っているのです。

このストレスのバランスを取ることがうまくいかなくなり、その人が耐えられるストレスの閾値を超えてしまったときに、人は肉体的にも精神的にも不調をきたしていきます。閾値は人によってそれぞれで、生来の性格や考え方、ストレスに対して学習してきた対処能力などにより決まります。統合失調症の発症にかかわってくる「脆弱性」は、脳の機能的な問題や性格・考え方などにより、ストレスの閾値が低い状態と考えられます。閾値が低い状態でストレスが重なってしまうと、統合失調症を発症するリスクが高まるということです。

●二つのストレス

ここでストレスとは何かについて考えてみます。「ストレス」という言葉は何気なく使われていますが、その内容はさまざまです。たとえば、暑さ、寒さや季節による気温の変化、街の騒音といった外界から受ける刺激そのものもストレスの一つです。このような刺激のなかにいて、実際に「疲れる」と感じることがあるのではないかと思います。ストレスは、人を肉体的・精神的に「疲れさせる」ものと考えるとわかりやすいかもしれません。

ストレスは、その原因により大きく二つに分けることができます。一つは「環境によるストレス」で、もう一つは「変化によるストレス」です。それぞれには、以下のような要素が含まれます。

・環境によるストレス　生活環境、家庭環境（家族関係）、学校生活、仕事、交友関係
・変化によるストレス　受験・進学、就職、結婚、出産、転居

環境によるストレスは、人が日常的に受けているストレスです。学校での勉強、友人関係、仕事、職場での評価、同僚との関係、これらすべてを「環境」と考えます。家庭生活にも、親との関係や兄弟間

の葛藤、両親の不仲、貧困などの困窮状態といった環境があり、それらがストレスとなりえます。これらのストレスは、一つ一つが大きなダメージではなくても、ボクシングのボディブローのように小さなダメージが積み重なり、やがて大きなダメージに至ることがあります。

一方、変化によるストレスは、ライフイベントなどにより急激に、そして多くのストレスが一度に降りかかる状態です。進学や就職、結婚など、生活環境がガラリと一変するときのストレスです。新しい境遇で新しい人間関係をつくる、仕事を覚える、通勤の手段が変わるなど、初めて対応し慣れていくことが求められ、大きな負担がかかります。結婚や就職は喜ばしい出来事なので、ストレスとは無縁に見えがちですが、一方では大きなストレスが伴っています。他人との共同生活や社会人としての責任、人間関係の広がり、業績といった各種の大きなストレスが存在します。環境によるストレスをボクシングのボディブローに例えるとしたら、こちらは一発KOを奪えるクロスカウンターのイメージです。

●発症のトリガー

統合失調症の発症は、ストレスへの脆弱性という個々人が持っている状態に、ストレスが重なっていき起こることをくり返し述べてきました。本章では、このストレスを抱えていく経緯・経過に目を向け、「発症のトリガー（引き金）」として統合失調症発症のさまざまなケースを見ていきます。先述した環境によるストレス、変化によるストレスはそれぞれ、「環境のトリガー」「変化のトリガー」と置き換えることもできます。

統合失調症の発症は、抱えるストレスが閾値を超えた状態で起こります。では、環境と変化の二つのトリガーがどのように関与するのかを考えてみます。

環境のトリガーは、ふだんの生活のなかで日常的にあります。おそらく、ストレスに対して脆弱性を持つ人は、疲れやすく、休んでも疲れが取れにくい、内気で何か言われても言い返せずにつらい思いをする、問題が起こると抱え込んでしまう、繊細で気にしやすいなど、この日常的なトリガーに対してストレスをため込みやすく、かつうまくストレス対処ができない性質を持ち合わせます。そのため、抱えるストレスの量が閾値に近いところまで達しやすくなります。環境のトリガーがいくつも積み重なって閾値に達してしまうこともあれば、ここに変化のトリガーが重なって閾値を超えてしまうこともあるでしょう。先述したように、変化のトリガーは一度に抱えるストレスの量が多いため、一気に閾値を超えてしまうおそれがあります。

統合失調症の好発時期である思春期から青年期（一〇代後半から三〇代前半）は、進学や就職、結婚などのライフイベントが続き、社会のなかで一人の人間として責任を持って行動することが求められます。いわば、どちらのトリガーも一気に増える可能性があり、またストレス対処についての学習もまだ途中段階であるためストレスの処理も追いつかない、そんな状況に陥りやすい時期です。ストレスに対する脆弱性を抱えながらそこを乗り切ろうとしてうまくいかず、統合失調症の発症に至ると考えられます。

●再燃について

統合失調症の発症後、その症状は治療や生活の過ごし方によりある程度軽くすることができます。しかし、発症後の生活のなかでストレスが重なり、症状が増悪することがあります。これを「再燃」といいます。「再燃のときも発症のときと同じで、「トリガー」がかかわります。どのようなストレスがトリガーになるのかは、人により場合によりさまざまですが、当事者の方々をみていると、比較的得意なストレスと苦手なストレスがあるのではないかと思うことがあります。つまり、発症のときにトリガーとなったストレスが、再燃のときもやはりトリガーとなることが多いように感じます。

自分自身のストレスに対する閾値を把握すること、またどのストレスが自分のトリガーになりやすいかを知ること、そしてストレスの対処について学び、対処のスキルを伸ばしていくことが、発症後の生活にとって重要といえるでしょう。

1

仕事や育児による「過労」

File 1

人事異動から始まった悪夢

前田伸一（さかいピアサポネット・大阪府）

被害妄想から勤務の困難、そして暴力へ

私が精神的な苦痛を受け始めたのは、高校を卒業後一年余り経ってからのことでした。地元の企業に就職し、半年くらいして落ち着き、仕事もこなせるようになって楽しかったように今は覚えています。会社の人事異動で営業に就くと、まもなく妄想や幻聴が聞こえ始め、会社を休みがちになりました。初めは内科系の病かと思い、いろいろ病院を受診しましたがどこも悪くなく、しんどい思いをしたのを覚えています。まさかそれが精神疾患だとは思わず、あのとき早く医療にかかっていたら、会社も辞めることなくこられたのではないかと考えることもあります。

病気の発端となったのは、今考えるとストレスだったのではないかと思います。ちょうどその頃、身内の信頼していた方が亡くなったり、友人関係も希薄になっていたり、何をするのも億劫だったように思います。営業で売った商品へのクレームが元となり、親友に多大な迷惑をかけたことで、周りの人間全員が自分を責めている被害妄想がありました。誰にも会いたくない気持ちが強く、妄想から仕事でミスをするなど、会社にいること自体が不可能に思えました。そして、大事な親戚が白血病で亡くなると、

悲しい思いを脱ぎ捨てることができない期間が長く続き、何もかもが自分のせいだと思い込むようになっていました。それから会社を辞め、どんなことも長く続けるのが自慢だった私は、どの会社に行っても幻聴や妄想ですぐに辞めて続かないようになりました。家族は神様のたたりと思い込み、神社や祈祷師、占い師などいろいろなところへ連れていかれ、まじないの薬だと言って毎日米粒を飲まされ、お守りを身に着けさせられました。

症状が出始めて四年後、重大な事件が起こりました。親戚に大変な暴力を浴びせて大けがを負わせてしまったのです。その一件は翌日、事件として新聞に大きく報道されました。当時、私に起こったのは、その人を「殺せ」という幻聴でした。

警察へ引き渡され、刑事さんが事件の背景などを問い始めると、私は支離滅裂なことを言い始めました。目の前に精神科医が現れ、刑務所ではなく精神科病院へ護送されました。地下にある保護室に三日間拘留されました。保護室では、けがをさせた人の血の匂いがして、とても精神的につらかったです。病棟へ移された後、お風呂に入れてもらい、血で汚れていた服もようやく脱ぐことができ、初めて気持ちが楽になれました。

一〇日間注射を打たれ、服薬も始まり、病院での半年におよぶ生活が始まりました。私は精神科の病院に入院したことに後ろめたい葛藤がありました。病棟は閉鎖的で、窓枠には鉄格子があり、真夏にもエアコンや扇風機がありませんでした。看護室ではガンガンにクーラーが効いていて、屈辱的な思いをしました。

ようやく退院が決まり、そのときの気持ちは、どこかの難関学校に目標叶って合格できたような感覚でした。この入院を機に「精神分裂病」と診断名がつき、それから二一年にわたって服薬をしています。

●服薬をやめて再発

病気を再発した経緯についてお話しします。

退院後、復職を目指していろいろな会社へ面接に行きました。ろれつが回らない、顔がいかにも病人らしく青白い。「あなた、どこか悪いのですか?」と質問され、なかなか雇ってもらえませんでした。ようやく採用されても、仕事がものすごく過酷で、環境も劣悪なところが多く、体調を崩してまた辞め、また面接といったくり返しが続きました。

あるとき、調子が悪いのは薬のせいだと思い、服薬を怠るようになりました。定期通院している先の主治医には、「毎日飲んでます」と嘘を言いました。

服薬をやめて一か月すると、以前の症状が出始め、同僚への殺意を抱いたりするようになりました。大阪から東京へ行きなさいという幻聴にしたがって家を出て、家族が警察に捜索願を出すこともありました。警察へ電話をかけたり、周囲が自分に嫌がらせをしていると思い込んで暴力をふるったり、家族は恐怖で不安だったと思います。

しかし、私自身もつらく、どうすればよいか混迷していました。収入がなくて明日どうやってご飯を食べるのか、財布の中に数円しか入っていないこともありました。保健センターに行き相談をすると、市役所に行って生活保護の申請をしてはどうかとアドバイスもいただきましたが、家族は否定的で、保護は受けるなの一点張りでした。

再び家族への被害妄想が出始め、大変な迷惑をかけてしまいました。今度は医療保護入院となり、一年以上の入院生活を強いられました。病棟には一〇〇人くらいが住んでいて、多くはいわゆる社会的入院者でした。そこも閉鎖的な病院で、自分の発言は看護師にすべて否定され、屈辱的な扱いも受けました。それでも、退院したいという気持ちだけは失いませんでした。

すると、病院のケースワーカーが生活保護の申請につなげてくれました。金銭的に楽な気持ちになりました。初めは保護のお金は返さなくてはならないものと思っていましたが、返金しなくてもよいと聞いて驚きました。一回目の退院のときにこういう支援があればよかったと感じました。

私はついに退院し、地域のアパートで暮らせることになりました。今振り返ると、病院での生活にも得るものがありました。服薬の大事さを学び、社会的迷惑行為の責任の持ち方を学び、入院している方との交流もありました。私はこの体験が今の生きる術になっていると率直に感じています。統合失調症の啓発、予防に私の体験が生かせればと切に願っています。

「さかいピアサポネット」を発信基地に

統合失調症（診断当時は精神分裂病）の診断を受けて二二年が過ぎました。当時、精神科医療を知らなかったことが、この病になった大きな要因だったと感じています。発病して病院につながるまでの間、周囲は理解に苦しみ、とても不安になっていたと思います。発病、入院、退院、社会復帰、自立の過程を考えると、この病は一足飛びに解決していくものではないと思います。長く症状と付き合っていく姿勢、病気と向き合う姿勢が大事だと率直に感じています。

今は、仲間のいる作業所が私にとって意味のある場所になっています。ここで伴侶と知り合えたし、子どもも授かり、福祉的援助を受けていますが、私は正々堂々、胸を張って生きています。

私のこれからの社会的役割は、長期入院の元患者としての体験を語り、この病気について発信・啓発していくことにあると考えています。病気を経ての新たな今の生活のなかにあるのは、仲間との境遇の共鳴です。同じ立場、体験を持っているからこそ、共感し、わかち合えるものがある。そこを大事にしていきたいと考えています。

その発信基地となっているのが、代表を務めさせていただいている自助グループ「さかいピアサポネット」です。当事者主体の考え方に基づき、精神障害の当事者が今の社会で心豊かに幸せに暮らしていくにはどうなっていけばよいのかを皆で考え、できることを実践していくというものです。

精神障害は理解されづらい障害です。ともすれば、怠けているのではないのか、どこが悪いのかと見られがちです。そうした見方に対し、精神障害を持った人々が生活のしづらさや地域での暮らし方を自ら公表していくなど、勇気ある行動が社会を変革していくことを信じています。

「体験は名医より勝る」という言葉があります。今までの人生、いろいろありながらも私は生きてこられた、そして今、自分らしく生きている。そのことを多くの当事者、仲間たちへ発信していくことが私の使命であり役割と考えています。当事者のよき理解者として、ピアサポーターとして邁進していきたいと考えています。

File 2

出産後におとずれた忙し過ぎた日々

A・N（浦河べてるの家・北海道）

育児と家事が限界に達し

私は二一歳のときに結婚しました。二二歳で出産しました。妊娠中に母親学級に通ったり、出産の準備をしたり、赤ちゃん用品をいろいろ揃えたりしました。妊婦生活を送っていたある日、家で破水して急いで病院に夫と行って、陣痛をスポーツタオルで乗り切りました。涙と鼻水じゅるじゅると気合で分娩室の手前の部屋に入りました。そして、分娩室へ入りました。自然分娩で出産しました。自然分娩を一人で体験しました。

出産直後、痛み止めもなく、麻酔もなしで「痛い、痛い」と裂けたところを縫っていたら、助産師さんが痛み止めを持ってくるといって、戻ってきたら、それが痛み止めを持ってきたのではなく、赤ちゃんを連れてきました。最初に赤ちゃんに聞かせた言葉は「痛い」でしたが、感動して涙が出ました。担架で病室に運ばれました。大部屋に運ばれ、意識がぐったりしていたけど、同じ部屋の人が「おめでとう」と言ってくれました。大部屋に共同で生活することになりました。その一日目、出産後にお尻に打つ薬を「これ以上痛いのはいやだ」と拒んで、その結果、唯一休める一日を夜通し痛みにふるえてベッドの柵にしがみついていました。一睡もできず、次の日から食事制限、お乳マッサージなど、赤ちゃんにお乳を飲んでもらう実習をこなしました。

一週間経ってから退院の日がきました。家に帰ったら、片づけておくと夫が言っていた、赤ちゃんを入れて三人の部屋がぐちゃぐちゃで、夫とちょっともめてしまいました。母から、赤ちゃんがいるからもめている場合ではないと言われ、部屋に赤ちゃんコーナーを作り、赤ちゃんと三人での生活が始まりました。

ノートにミルクの時間やら何やら書いて、定期健診の目安なども細かく入れていました。生活面でも年賀状のあいさつ交換など頑張ってしていました。母親学級で子育ての映像を見ることがありましたが、お手本を目にしていつも冷や汗をかいていました。私にとって公園デビューもプレッシャーでした。そのため母親仲間から誘われても体調不良で断り、その積み重ねでコミュニケーションがとれず、孤立していきました。

それから一年半後、私は育児疲れとか家事疲れが限界に達し、気づいたら救急病院の処置室のベッドにいました。あとで聞くと、家で倒れていたということでした。夫が子どもを抱いて、私をじっと見ていました。涙が出ました。

救急病院から退院後、三人で生活していた部屋の家財道具全部を外に出して捨ててしまい、赤ちゃんを連れて家出して実家に戻りました。この段階で母が私の変化に気づき、精神科のクリニックを紹介されて外来の診察を受けました。そのときに診断された病名は「神経症」でした。このときにはまだ幻聴などはなく、今から思えば脅迫的に確認する行為がありました。

だんだん、好きなことを嫌いという行動を起こしてしまう「真逆暴走」がエスカレートしていき、自分を失っていきました。

私の病気がいろんな意味でひどくなりました。大切な夫をいろんな意味で振り回してしまいました。病気真っ最中のときは病気の力がすごく、嫉妬妄想がものすごく強く出てしまい、夫の仕事に影響を与えてしまったこともありました。私が夫を振り回すあまり、夫は職を転々とすることになってしまいました。

子どもを保育園に預けられるようになると、すぐにその状態で仕事を始め、いろいろな仕事に就きました。ごはん作り、掃除、赤ちゃんの面倒、保育園の送り迎えは、仕事の前後に全部自分でしていました。夫は仕事に行っていました。

あるときから、自分だけごはんをまったく食べなくなりました。それでも、家事と育児と仕事を続けました。仕事も夜遅くまであり、大変でした。夫も協力してくれていました。そのうちに私は胃潰瘍になりました。そのあと体重が三二キロまで落ちて、それに気づいたのは、たびたび疲れで倒れ、点滴を打ちに行くようになったからです。倒れるたびに夫が帰ってきて付き添いをしてくれるようになりました。これではまずいということになって、夫が私に仕事を辞めることを提案し、私は仕事を辞めました。けれども、家にいると嫉妬妄想が現れて、夫の大事にしていた写真や仕事で使う服などをビリビリに破いてしまったりしました。

それでも話し合って三人で力を合わせてやろうとしていました。いろいろな支えもありましたが、夫から「こわい」と言われ、経済的な破綻と生活の破綻もあり、二四歳過ぎに離婚に至りました。私自身は体重が著しく減少していたこともあり、体重が四〇キロになるまでという約束で、初めて精神科に入院しました。離婚後、夫は元の本業の仕事に戻りました。

病棟の生活では散歩があり、道すがらお店にも寄ってくれる病院でした。そこでミルクパンなどのおやつを食べていました。

二五歳の頃、初めて自分が統合失調症であることを知りました。

●みんな去っていた

少し回復した頃には時遅く、私の周りにいた人たちはみんな去っていました。私はむなしさと喪失感で泣くこともできず、無念と後悔と、申し訳なさと、もう一度夫に会いたいと願い続けたけれど、決して会えず、失ったものが大きすぎて、いろいろと苦労も重なり、好きな花などを見ても美しいと思えず、いろいろな人に支えられていましたが上手にできなくて素直になれないでいました。

自分は女なのか男なのかに悩んだこともありました。やっぱり自分は女性でいたいと思うし、女性だと思う。けれども、夫を待つことが寂しくて、上手にできないことが申し訳ないとしか言い表せない私がいます。いっぱいつらいときに親身に助けてくれたり、本気で言ってくれたりした夫だった。本当にこの人なんだと思って結婚した夫だった。そのとおりだった。

けれど、私の病気は私を襲ってきた。幸せの生活を乗っ取るように、私に襲いかかり、すごい勢いでやってきた。悲しみや後悔や無念は半端なものではなかった。まだ記憶に蓋がされているため、思い出せないことが多いけれど、「何でこうなるんだ」と、私の人生はどうしてこうなのかわからない。

大好きなみんなは去って行ってしまった。周りの人には多大な迷惑をかけてきていると思いますが、本当に思い出せないことだらけで、やっとこさ書いていています。今もこれを書いていて、少し思い出して泣きそうなのを我慢して書いています。これを書くことで、また何か失わないかと思って泣けてきました。

「一日生きてみよう」を毎日心がけよう

通院も経験していますが、初めての入院生活から、病院を変えて、医者を変えて、薬を変えて、入院生活は一一年くらい。入院退院のくり返しだったと思います。保護室などの体験もあります。病棟では「出してけろ～、出してけろ～」の日々で、結局ずっと出られずにいました。ようやく病院を出られたと思ったら、別の病院へ移るだけの移動時間だけで、あとは病棟の中の生活でした。病院によっては、母も入れないほど厳しい病院や、出られない状態の病院の中で、私は一日中しゃがんで泣いたこともありました。それでもなんとなく、「ずっと出られないんだ」ということに気づき、その場、その場を何とか生き抜いてきました。

そして今の私はグループホームに住んでいます。子どもは皆様に支えられ大きくなり、独立しました。気長に生き続けて、少しずつわかってきたことは衣食住の大事さです。着る、食べる、住むことの大切さです。グループホームの世話人さんとの出会いや仲間との出会いがあり、作業所やデイケアでの作業、ミーティング、訪問看護の体験など糧になっています。

今住んでいるところは病棟ではなくなったものの、住居をなんとなく病院みたいに感じてしまって、入院生活や保護室を思い出してとてもつらいときもあります。これは自分の課題です。けれども、外には自由に出られるので違いもあります。

作業所に行くと、作業をしてもその日一日何をしてきたか忘れてしまう日がただただ多いです。覚えてもすぐ忘れやすいところがあり、記憶がはっきりしていません。時々、〝励まし幻聴さん〟が現れることがあります。

私の場合、〝幻聴さん〟は夕方から夜中、早朝、朝方などに現れることが多いと思います。金縛りなどもあり、寝ているときや寝ぼけている朝方などにやってきます。先ほどの励ましてくれる〝励まし幻聴さん〟が現れるのは夕方が多いです。体感幻覚の幻聴さんは、少しやさしく始まって、反抗などするときつく痛いので、「幻聴さん、今日は疲れているのでお帰りください」と言ってみます。けれども、それがいつものように効果が出ないときがあって、そんなときは川村（敏明）先生に報告と相談をしに行っています。病気の症状がきつく出ると、生活や活動、コミュニケーションなどに余裕もなくなります。落ち込んで悩んだりもします。そうならないように、寝る前にお祈りとかをします。

毎日の心がけとして、一日、一日、とりあえず外に出てみるとか、ダメだったら帰ってくればよいとか考えています。一日に一つとか、一日生きてみようとか。頑張らないで頑張ってみようと心がけています。

File 3

授業とバイト、野球に彼女、生き急ぐかの如く

T・K（奈良県）

一年間で休日一〇日余の無茶働きの果て

二〇歳の頃から大学に行きながらアルバイトを始めた。一年のうち一二日しか休みがなかった。授業が終わってから荷物を家に置いてすぐ出かけて、夜の一二時まで七時間働く生活が二年間続いた。休みの日は草野球チームに入っていた。「アクティブ＝自分」のように思っていた。生き急いでいたというか、おかしかった。どうかしていた。休めない自分を作ってしまっていた。

毎日が楽しくなくなって、しんどくなってきた。でも、この頃は社会に出たらいろいろ大変なこともあるし、乗り越えるべき課題なんじゃないかと思い込んでいた。一人暮らししていたし、お金も必要だった。当時つき合っていた彼女との先を見据えてお金は必要だと思っていた。大学も卒業しないといけないから、授業に出て提出するものは出して、毎日がすごくバタバタとして忙しかった。食べても食べてもやせていった。楽しいことが楽しいと思えなかった。体におかしなブツブツが出てきた。皮膚科に行ってもわからないと言われた。たぶんストレスが原因だった。

一〇代の頃から、自分で通用するのだろうか、ちゃんと働いていけるのだろうかと思っていた。それもあって、将来のことを考えて力んで身の丈以上の力を出してしまっていた。猛烈に働いて、勤勉に、

削るところを削って、損な学生時代だった。友達と遊ぶ余裕がないからつき合いが悪くなった。心と体のバランスを崩していたから、友達に対してもとげとげしくなってギクシャクしてきた。

草野球チームでは、いじめみたいなものがあった。それをかばったら悪者になることもあった。社会の縮図みたいに感じて、そういう社会に出て行かなければならない不安があった。お金を稼ぐために嫌なことも覚えていかないといけないという葛藤もあった。バイト仲間はみんな、社会に出て行くにあたって、どこどこの会社に勤めるには誰々とつながっておかないと、と利害関係を作ろうとしていた。人間関係や社会に対する不安はすごく大きかった。どのようにして生き残っていこうかと、考えなくていい先の先まで考えていた。

今思えば、無茶な働き方だったけど、なるべくしてなった病気だと思う。もし、普通の働き方をしていたら、この病気にならない人生を送れていたかと言われると、そうではなかったと思う。アルバイトをしていなかったら、順風満帆な、病気とは無縁の生活だったかというと、そうではなかったと思う。性格的なものとか、育った環境とか、ストレスもあったし、どちらにしても病気になっていたと思う。

発症は二二歳、大学四回生のときだった。部屋に置時計があって、盗聴されている感覚になって、彼女に「分解してみて」と言ってみた。今まで仲よくしていた友達が自分の悪口を陰で言っているんじゃないかと思っていた。寝ても寝ても疲れが取れない。食べる物も吐いてしまう。ガリガリにやせて、気力でもっている状態だった。周りの人も、僕の様子が明らかに変だから触れてこなかった。彼女からは「なんか変や、明らかにおかしいで」と言われたが、病気とは考えなかった。就職活動を終えて、内定をもらって、卒業式を終えて、荷物を引き払って奈良に帰ろうという段階だった。

奈良にはボロボロになって帰ってきた。親に「僕、透視能力がある。なんかあるんちゃうかな?」と言うと、次の日、病院へ連れていかれた。病識がないから、病院は全然乗り気じゃなかったけど、薬飲んだら元に戻るやろうぐらいの考えはあった。病院に行ったら「就職していける状態じゃない。ちょっと家でゆっくりしたほうがいい」と言われた。せっかく内定をもらったのに、でも仕方ないか、まだ若いし巻き返しがきくやろう、とそのときは思えた。

内定していた会社に断りの電話を入れて、家でゆっくりするようになって、少しずつ身体は元気になってきた。薬を飲んで、時計の妄想はなくなったが、幻聴はなくならなかった。幻聴はクスクス笑って楽しくて、「大丈夫!」とエールを送ってくれるベストフレンドだった。体は元気になってきたけど、日中家にずっといるのは退屈で、やっぱり働きたいという気持ちが出てきた。病院では「いつになったら働かせてくれるねん」と怒鳴り口調で言ってみた。とにかく働きたかった。

●再起ままならず

二三歳の頃、アルバイトくらいならいいだろうと言われた。アルバイトは、ラウンジのボーイをした。夕方五時から夜一二時まで働いた。お金貯めて九州の彼女と一緒になるためと思っていた。でも、治らない病気だということを親はわかっていて、僕の知らない間に彼女に電話して「結婚を考えているんだったら、ちょっとまだ時間がかかるから、新しい人を見つけてください」ということを言っていた。それはショックだった。引き裂かれたような思いだった。

そこで、薬飲んでいるから悪くなる、薬さえやめたらふつうに働けるぞと思って薬を飲むのをやめてしまった。ほんの半年前は元気だったのに、だんだん元気じゃなくなってくる。気持ちは安定しているけど、なんか疲れやすい。薬やで、薬があかんねんでと薬を飲まなくなった。そうすると発病した頃より何倍も大変なことになった。幻聴は聞こえる、幻覚は見える、夜も眠れないし、カリカリしていた。腹立つことがおさまらず、イライラした。働き続けることは無理だった。

アルバイトを辞めて、家で暴れて、ガラスをバリーンと割ってしまった。病院で「ゆっくりせなあかんから、デイケアに行って体を癒しなさい」と言われ、デイケアに行き始めた。デイケアに行っても、薬がきついから畳の部屋にずっと寝転がって、プログラムに参加する元気もなかった。よだれが出て、ろれつも回らなかった。友達が話しかけてくれるけど、病識がないから仲間とは思わず、受け入れられなかった。僕のほうが状態はおかしいのに、そのときはそう思っていた。家にいると親が「気持ちがしんどいから、とにかくデイケアに行ってちょうだい」と言うので、最後のほうは出席だけとって帰ってきた。

二、三年ほどデイケアに所属していたけど、やっぱり働きたい気持ちはあった。少し元気になっても、ずっとタバコを吸って、おもしろくないな、おもしろくないなと言っていた。一人暮らしの友達の家に転がり込んで朝からお酒を飲んだりした。この生活から抜け出さないといけない、いい方向じゃないというのは自分自身わかっている。

そんなときに保健所の相談員さんから「ピアステーションゆう」（注一）の話を聞いた。光が差し込んだ気がした。

「ゆう」が見せてくれた、これからの景色

初めて「ゆう」に行ったのは、二八歳のときだった。働きたいという思いが自分の中にあった。ひきこもりで働けるわけがない、朝早く家を出て夕方帰るという生活をしていかないと、働いていくのは難しいと考えていた。デイケアから働きに行っても続かない。そことはちょっと違う「ゆう」を経験して、働いて稼いで、自分の小さい夢をかなえたいという願望があった。外の厳しさを知らないまま年を取っていくのも怖かった。

週に二、三日、「ゆう」に行き始めた。そこでは食事をみんなで作ったり、パソコン入力をしたり、報酬を得る仕事ではないけど、仕事っぽい感じがたまらなく好きだった。それまでは昼間の明るい時間から顔を真っ赤にしてプラプラ歩いていたのが、ちゃんと朝起きて、近所の人にも行ってきますと言って、帰ってきてもすがすがしい気持ちだった。

病気のことはそれまで隠していた。学生時代の友達とも距離を置いていた。父親からは「おまえは怠けている」と言われていたので、親にも自分の気持ちは話せなかった。「ゆう」では、病気の話も恥ずかしくなく話せる安心感があった。

「ゆう」はデイケアとは違った。外に向けてやっていかなあかんという空気で、元気な感じがした。スタッフもメンバーと同じように動いていた。スタッフとの間に壁がなく、フレンドリーで友達に似た感覚を覚えた。毎日行くのが楽しかった。

働いているつもりになって、あーもう働けるやんと勘違いしていた。朝の九時から終礼の一五時三〇

分までいて、社会人らしく電車に乗って帰る人にまぎれて、人間らしい生活送れてるやん！と思った。社会に馴染んで一体化しているような錯覚を覚えた。

元気になったから「ゆう」を辞めようと思って、「もう僕、アルバイト行きたいです」とスタッフのAさんに相談したら、「アルバイト？二、三日しかここに通えない人が行けるわけないでしょ、毎日来れない人が何を言うてるの、何をおかしなこと言うてるの」と、にっこりしながらバシッと言われた。心に響く何かがあって、この人は間違ったことを言っていない、ここを辞めたらまた同じことをくり返すと思った。じゃあ五日行こうと思って、「ゆう」が請け負っているマンション清掃や墓地清掃に行き始めた。それで行けたらもう大丈夫やろう、それこそ太鼓判押してもらえるでと思っていた。幸いなことに時給五〇〇円くらいもらえた。

その頃、「きらく舎」（注二）が立ち上がって、そこで働くメンバーを募集していた。時給は二五〇円くらいだったけど、行き始めた。

「きらく舎」の仕事を終えて、「ゆう」に寄る。マンション清掃を終えて「ゆう」でお昼ご飯を食べる。「ゆう」が完全なる軸だった。「ゆう」を外したら病気になるというくらい絶対的な存在で、メンバーの顔を見たら安心するし、どんなにしんどくても「ゆう」には行っていた。

「きらく舎」のウェイターの仕事は、ふつうのレストランのウェイターとは違う。週二、三日から少しずつ段階を踏んでいった。お金がほしいから、今まで稼いだことがないくらい稼いでやろうという気持ちになった。とにかく極力休まないように五日間行こう、「ゆう」にも寄ろうと決めた。雨が降ろうが何があろうが、合羽を着て自転車で行った。台風のときも合羽を着て行って、スタッフBさんにびっくりされた。

三〇歳を過ぎた頃は「きらく舎」で週五日働いていた。一日当たりの働く時間も延びて、給料も増えた。でも、ふつうに働くことにはずっと引っかかっていた。「きらく舎」では重宝されているけど、何か違う。やっぱり福祉的就労であって、外の世界に出て行かないといけない、でも出て行くのが怖い。へましたらまた発病するんとちがうか？という怖さがあった。

福祉の世界は居心地がよくて、外の世界に出にくくなる。そこにどっぷり浸かったら絶対に外で通用しないと思っていた。出るタイミングがわからない。周りも「大丈夫」とは絶対言わないから、自分で決めて出ていくしかない。ここではみんなやさしい、でも外で働きたい、時給五〇〇円じゃ嫌、厳しい世界で満たされたいという気持ちが絶えずあった。

●大いなる一歩

スタッフBさんに「行くだけ行ってみたらいい。アカンかったらまた戻ってくるのもありやで」と言われた。何度か職安に行って、あるレストランの求人を見つけた。家から近かったから、一回お客さんとして行ってみようと思って、コーヒーを飲みに行った。

店員さんに「求人載ってたんですけど、今募集してはるんですか？」と聞いた。オーナーが出てきて面接が始まった。「求人見て、どんなお店かなと思って来させてもらって」と言ったら、「こんなこと言ったら失礼やけど、三二歳とかになってなんでアルバイトなん？」と言われた。どないしようかな、逃げるわけにはいかないなと思って、「ちょっと病気しまして」と言った。はっきりとものを言う人で、「病気ってなんの病気？ちなみに」と聞かれた。「いや、ちょっと精神患いまして」「どんな病気なん？精神病って？」手は汗でベタベタだった。ごまかしたり嘘をついたりするわけにはいかないから、「脳の病気で思うように働けない。どうしても生きづらさが……」と、そのとき自分でできるなりの説明をした。「その病気を聞いて、こっちもいきなり雇うことはできないから、一回お試しで入ってみてそれで判断するし、あなたも勤められそうだったらやりたいって言ってちょうだい」と言われた。

一日働いてみた。やっぱり怖かった。「きらく舎」と全然違う。ほかの店員さんが病気のことを知らない怖さがあった。オーナーに「初めはがっつり入れられないけど、あなたさえやる気があるならチャンスあるわよ」と言われて、それを信じてやっていくしかないと思った。Bさんに、「誰かがあなたを見てくれている。自分を信じてがんばれ」と言われて、それを信じた。

週二日からスタートして、それ以外の日は「きらく舎」に行って職場での人間関係とかいろいろ話をした。家と職場の往復だけだったら自分がつぶれていくのはわかっていたし、「きらく舎」にも行かないと不安だった。

ミスをしたら「きらく舎」では許されることも職場では許されないというプレッシャーがあった。「きらく舎」ではしんどかったら少し休めたけど、お金をもらう以上、精一杯のことをして当たり前、しんどくて当たり前。障害があろうが関係ない。ただでさえマイナスのスタートだし、ほかの人にはない、補える何かをやっていかないとここには置いてもらえないという危機感が絶えずあった。ここで働きたいし、ここで働けなければほかで働けないと思っていた。障害を認めて大きく包み込んでくれるオーナーがいたから、ここを辞めて次という発想はなかった。「あなたがいてよかったわ」と言ってもらえる人材になるんだと思っていた。

オーナーにはかわいがられて仕事が増えたけど、周りの人にはそれがおもしろくなくて、「お坊ちゃま育ちやな」と言われたり、人間関係でつらい思いをしたりした。「きらく舎」や「ゆう」では傷つけられるようなことは言われない。言われたとしてもフォローしてくれる誰かがいた。

一年後には週五日、一日五時間くらい働くようになっていた。疲れ切ったときは「きらく舎」や「ゆう」の居場所が必要だった。スタッフは僕の事情を知ってくれていて、時には癒してくれて、時には励ましてもらえた。自分の弱さもさらけ出せるし、本当に大事な場所だとそのとき初めて思った。調子悪くても一日二日経てばちゃんと行けるだろうし、つぶれへん、大きなことにはならへんなという思いが心のどこかに少しずつ芽生えてきた。

通院が二か月に一回になり、薬の量も減ってきた。障害って何やろう?と思い始めた。もちろん、障害者であることはこれからも変わりはないけど、じゃあ、ふつうの人との境目って何なん?と思った。外の世界を見だしたらいろんな景色がたくさん見えた。今まで障害を負い目に感じていた。障害年金ももらっていて、一日八時間は働けないけど、だからといってすべてに劣っているわけでもない。胸張って生きたらええねんと思った。そして、仕事が忙しくなって「きらく舎」は卒業した。

家と仕事の往復だったら、つぶれていたと思う。仲間がいて、きちんとケアしてくれるスタッフがいるところとつながっていたから、仕事を続けることができた。これからもやっぱり働き続けたい。健常者のように正社員でフルタイムの勤務は無理だと思うけど、外で働き続けたい気持ちは、ずっと変わらない。いびつな経験をしたけれど、こんな自分でもやってこれたから大丈夫だ、チャレンジしてほしいと若い人たちに伝えていきたい。

（注一）社会福祉法人寧楽ゆいの会が運営する生活介護事業所。クラブハウスモデルに基づき、メンバーとスタッフがパートナーとして活動している。
（注二）社会福祉法人寧楽ゆいの会が運営する就労継続支援B型事業所。

File 4

一〇年をかけて緩やかに疲弊

樋口伸彦（大阪ピア・ヘルパー連絡会・大阪府）

〝見られている〟から〝殺される〟へ

私は二〇年前の三五歳のときに発病しました。病名は、妄想型統合失調症です。その頃はまだそんな言葉はなく、分裂病と呼ばれていました。最初につけられた病名は持続性妄想性障害で、退院するときに妄想型分裂病と言われました。

発病するまでは会社員をしていて、電車の設計の仕事をしていました。仕事自体が忙しかったのと、仕事外でも関連の専門書に学ぶ日々で、休みはあまり取っていなかったと思います。

一〇年くらい経った頃から、コンピュータの前で仕事をしていると周りから見られていると感じたり、設計業務ですからもちろん会議をしたり打ち合わせをしたりするのですが、そのことを苦痛に感じたりすることが多くなり、自分にこの仕事は向いていないのではないかと思うようになりました。

やがて、プロジェクトを任されるくらい要職に就くと、近鉄の団体列車「楽」の設計業務を担当し、毎晩遅くまで仕事をしていました。プレッシャーもあり、睡眠不足と疲労がひどく、ご飯もまともに食べられなくなっていきました。そして、新幹線に「のぞみ」が誕生したとき、のぞみは「三〇〇系新幹線」といいますが、そのプロトタイプ（実験車）から量産タイプへの設計変更を終えた後、周囲の反対を押し切って会社を退職しました。

その後、会社のつてを使い再就職しましたが、半月から一か月くらいで職場を転々としました。リニアモーターカーの空力ブレーキの開発や食品生産の自動化ラインの設計など、自分の専門を活かした職ではありましたが、体の不調もあり、自分には設計しかないのか、ほかにもっと合う仕事があるのではないかと悶々と過ごし、最終的には仕事を辞め、家にこもりました。

家では昼夜逆転して、PC98（昔のパソコンです）で設計に用いる計算プログラムを組んだり、ゲームを作ったりしていました。そんな折、家の前を車が通ると、バンバン走って威嚇しているとか、家の周囲を回って自分を監視しているとか思うようになり、やがて車やバイクの音が気になって全然眠れなくなりました。

そのうち電話が盗聴されていると思い、妻と話をするときも、ステレオのボリュームを最大まで上げて会話をしたり、新兵器が作られて殺し屋がその新兵器で私を殺すと思ったりするようになりました。

妻はどうしていいのかわからず、周りの人から「そういう病気があるみたいよ。一度保健センターへ相談に行ってみたら」と言われ保健センターに行くと、病院に行くことを勧められました。大阪市立総合医療センターの精神神経科へ相談に行くと、すぐに本人を連れてきなさいと言われ、受診することになりました。

●「殺し屋からかくまってください」

私は最初に、「鉄の扉のついた鍵のかかるコンクリートに囲まれた部屋に入れてください」と医師にお願いしました。「殺し屋が来ないようにかくまってください。それがだめなら、警察の檻の中に入れてください」とお願いしました。今にして思うと、自ら保護室行きをお願いしていたのでした。病棟に行き、デポとかいう筋肉注射を打たれると、がくんとして落ち着きました。ベッドの上に座り、周りを見渡していたりしましたが、知らない間に眠っていました。このとき私は二週間まともに寝ていない状態でした。

気がついて起きると、妻が心配そうにこちらを見ていました。しばらくすると医師が来て、「もう大丈夫ですよ。ご飯ができているので食べますか?」と聞かれ、そういえばここのところまともに食事を取っていなかったことに思い至りました。食事をしながら、「自分はもうここから出ることはないんだ。治りましたと言っても信じてもらえない。一生このまま死んでいくまで病院から出られない。自分の言葉は誰も信用してくれない」と思いました。

このとき妻の姿が見えなかったので、「愛想が尽きたんだ」「もう妻とは会えないですね!」と叫んでいました。看護師が来て、「奥さんは入院に必要な物を買いに行っているだけですよ。しばらくしたら戻ってこられます」と説明してくれました。

妻が戻ってくると、「ごめんな!ごめんな!」と泣きながら何度も何度も謝りました。こんなことになって一生病院から出られなくなって、仕事もなくなって、何もできないんだと思いました。妻を養っていくことができなくなった自分が不甲斐なく、外の車やバイクの音が気になっていることも言えず、ただ謝ることしかできませんでした。

そのとき、『樋口、樋口』や『おーい、おーい変なやつ』という声、つまり幻聴を聞いていました。『もうおしまいだ』と聞こえました。

どれくらいの日数が経ってからかわかりませんが、「もうここ（保護室）を出ても大丈夫。病院の中ですから安心して、少し休憩のためと思って入院してください」と言われました。「でも、まだ車の音が気になるんです」と言うと、「安心することができるように薬を調整しますから大丈夫です」と言われました。

医療保護入院から任意入院への切り替えでした。医師に「僕の病気は治るんですか?」と聞くと、「状態はよくなると思いますが、薬は一生飲まないといけないですね」と言われました。「えっ、僕は退院できるんですか?」「自分の意思で退院することができます。でも、薬を調整して今聞いている幻聴が治まってから退院するほうがいいでしょう」と言われ、うれしくなりました。

同時に、社会に出るのはなかなかしんどいなぁと思いました。このとき初めて自分が幻聴を聞いていると知ったからです。それまで周囲のみんなにも同じ声が聞こえていると思っていたのです。仕事・嫁・姉・親のことを考えると不安になりました。でも、退院できることが一番の喜びでした。

視界をひらいた「ピア・ヘルパー」

退院後は何回も再就職しました。面接では合格するのに、いざ仕事となると、緊張して二、三日でだめになり、もっても二週間が限界でした。病気を隠しての就職でした。主治医にそのことを話すと、初めは作業所から始めなさいと言われ、作業所に通い始めました。

しばらくして妻から、前の仕事に関係する職業技術訓練校に行ってみたらと言われ、障害者枠で試験を受けると無事に合格し、入校手続きを行いました。しかし、その頃の私は人の目が気になり、電車に乗るのも苦労し、本屋に行っても店員の目が気になって本を選ぶこともできませんでした。こんな状態で通学できるだろうか、妻を食べさせていけるだろうかと悲観した末、睡眠薬二か月分を飲んで自殺を図りました。病院のＩＣＵで意識不明の状態が一週間続き、家族はこのまま意識が戻らないかもしれないと言われたそうです。

目が覚めると、天井の照明がやけにまぶしく、体は動きませんでした。意識は戻らなくても暴れるらしく、拘束されていたのでした。回復して退院しましたが、訓練校の入学は取り消され、妻はこのときに「私にはもうこの人を助けることができない」と離婚を決意したそうです。作業所にも行かなくなり、ずっと家に閉じこもる生活になりました。

それから約一年後に離婚し、生活保護で一人暮らしを始めました。このままではだめだとの思いはあったのですが、何をしてよいのかわからない状態でした。

約一年が経過し、一人暮らしに慣れた頃でした。これからのことについて相談しようと保健所に行くと、職員から「ヘルパーとか、何か福祉関係の仕事を非常勤でやってみては？」と言われました。そのときは、えっ、設計以外の仕事？　福祉の仕事？　ヘルパーってどんな仕事？と思いましたが、「大阪市で年に何回か格安の講習会が行われているから、ヘルパー二級の資格を考えてみたら？」と勧められ、とりあえず受けることにしました。その講習会が開催されるまでの間、社会適応訓練事業で老人ホームの掃除をしたり、作業所ではパソコンを使って名刺やチラシ作りをしたりしていました。

さらに一年が経つ頃、保健所の方から声がかかってヘルパーの講習会に参加しました。それがピア・

ヘルパーの講習会でした。当時はピアの意味すらわかりませんでした。

講習会は六か月間で、週に二回から三回行われました。通常のヘルパー講習に加え、実技に実習、精神保健福祉の特別研修と中身の濃いものでした。私は実技の時間が大好きで、他の作業所の方との情報交換も楽しく、だんだん講習会に行くのが楽しみになりました。

講習を重ねていくうちに、ピアだからこそできることがあると思うようになり、また私自身の考え方も変わりました。病気のことをオープンにして生きていこうと思いました。それまでは仕事で人に気づかれないかとか、変な目で見られていないかとか、かなり気にしていましたが、病気をオープンにして雇ってくれるところを見つけよう、見つかるまで頑張ろうと思うようになりました。

二〇〇二年、念願のヘルパーの資格を取得しました。うれしくてうれしくて、すぐに保健所に修了証を見せに行きました。晩も興奮してなかなか眠れませんでした。

●一喝に動かされ

初め、なかなか仕事が決まりませんでした。というか、自信がありませんでした。就職活動もしていませんでした。もし、訪問した先で自分の作れない料理を作れと言われたらどうしよう、できないことをいろいろ言われたらどうしようと考えたら、一歩を踏み出せませんでした。

半年が過ぎた頃、ある人から「何のために資格を取ったの？　このままこうして生きていくの？　修了証書飾ってあるだけ？　自信がないのはそのことを経験してないからでしょ？　最初からできる人なんていないない、まず自分からうごかな！」と言われ、二、三日考えました。病気になるまでは何事も当たって砕けろ的だった自分を思い出し、「よし、一丁やってみるかぁ！」という気持ちになりました。

それからはいろいろな講習会や研修会に出かけ、同じピアの方に仕事についての情報をいただいたりしながら仕事を探しました。でも、職安には行っていません。職業訓練校を受けようとしていた頃、就職相談に行き、私が「このパソコンの仕事をしてみたい」と言うと、それは身体障害の方です、精神障害の方はこちらですと紹介されたのは、ビルの掃除ばかりで私のやりたい仕事がありませんでした。今回は自分の力で探そうとしました。

三か月が過ぎた頃でした。日本精神障害者リハビリテーション学会の大阪研修会で、ある方から、「ピア・ヘルパー探してるとこあるけど行く？　高槻やけど」。私は喜んで返事しました。「どんなに遠くても行く！」。

二〇〇三年一月、登録ヘルパーとして正式に契約しました。資格を取得してから一年が経っていました。こうして新たな一歩を踏み出したのでした。

その後、ピア・ヘルパーとしてたくさんの利用者さんとかかわらせていただいて、現在に至っています。よかったこと、失敗したこともいっぱいあります。私にできるのは、掃除や洗濯、買い物、利用者さんのお話をちょっとゆっくり聞くことぐらいしかありません。病気であることを十分理解した上で、ご自分の生活の場所に入り込む私達を受け入れてくださり、生活の一部にかかわりを持つことを許してくださる利用者さんのために、ヘルパーとしての専門性の向上に努めていきたいと思っています。

幻聴は今も聞いていますが、そんなに生活に影響が出ることは少なくなりました。車やバイクの音もそれほど気にならなくなりました。睡眠不足が続いたりすると、幻聴を真剣に聞いていることがあります。外で聞く幻聴や気になる車の音は耐えることができますが、家で聞く幻聴などはつらいことがあり、そのときは頓服を飲みます。飲んで三〇分ほどしたら一、二時間くらい眠っています。目覚めたら幻聴は治まっています。

幻聴は「ゲンちゃん」、妄想は「妄ちゃん」と言って、今ゲンちゃんが聞こえたとか言いながら聞き流しています。聞き流せない、無視できないときは、頓服と睡眠でやり過ごしています。

最後に。精神障害の福祉は他の障害福祉に比べて遅れています。でも、私たちの先輩である当事者がカミングアウトして、行政や市民の方に訴えてこられたから、どんどん福祉の制度や社会資源ができてきたのだと思います。私たちも先輩のしてきたことに倣い、自分自身がカミングアウトして、たとえばこういう本の中から体験をお伝えさせていただいて、私たちの可能性を広げていくことが大切なのだと思います。

File 5

「努力→達成」の方程式くずれる

柳尚孝（淡路障害者生活支援センター　ピアサポーター・兵庫県）

乗り切れる、はずだった

私は、高校教諭の父と主婦の両親の四人兄妹の三男として、兵庫県は淡路島に生まれ育ちました。小学生の頃は、二人の兄と喧嘩してもかなわず、五歳年下の妹にあたっては妹をよく泣かせていたことを覚えています。

中学、高校生の間は、自慢ではありませんが、勉強も運動も得意で、自分の感覚では少し努力すれば何でも目標を達成できていたように思います。しかし、できることへの自信過剰で、そのことを友達に鼻にかけては、周囲の大人たちに注意されていたような子どもだったように覚えています。

そして、第一志望ではありませんでしたが、関西にある国立大学に現役合格を果たすことができました。大学に入ってからも順調そのものでした。ただ、友人関係で大きく落ち込むことがありました。勉強や運動ができることを友人に鼻にかけ優越感に浸っていると、ある友人から精神的に圧迫を受ける言葉を受け、その後一週間くらい落ち込んで立ち直れないということがありました。

今思い返せば、大学を卒業するまでの間に、病的なレベルではなかったかもしれませんが、小さな躁期、うつ期が何回かあったように覚えています。

大学院にも進学し、建築学の勉強に勤しんでいました。就職先も、成績がよかったため、希望していた関東にある大手メーカーの研究開発員にすんなりと決まり、大学院二年生のときには、恋愛の末、結婚し一児ももうけました。

ここまでの人生は、自分で振り返ってもまったく挫折なく、順風満帆そのものだったように思います。結婚もして大手企業への就職も決まりで、この時期の自分はまさに有頂天になっていたように覚えています。

希望に胸ふくらませて、就職のため妻子と関東の地に乗り込みました。新入社員研修の東海での一か月余りの期間は、躁期の絶頂の時期だったように思います。自分よりはるかに優秀な人材の中で、私は、今までどおりの少しの努力で、同僚と肩を並べ凌駕できると思っていました。一心不乱に頑張り、少々の無理をしてもこれまでブレークスルーできなかった経験がないので、背伸びに背伸びを重ねていったように覚えています。この時期、少しは肉体的精神的疲れを感じていたものの、私の精神力はまだ保たれていたように記憶しています。

そして、いよいよ正式配属のため、関東にある中央研究所に赴きました。そこでの世界は、エリートたちの中にただ一人私が凡人としているような、優秀な人材集団でありました。

しかし、ここでも私の飽くなき向上心は折れることなく、努力すれば皆に肩を並べることができると、自らを鼓舞し頑張り続けました。研究開発職という職種は、自己裁量性が色濃く、上司部下の関係やチームワークというより、自身の研究開発能力に委ねられている側面がありました。そのため、私は、能力的に劣るのであれば時間をかけるしかないと考えました。

入社二年目には、定時の本来業務に加えて、社員二年目研修という業務が課されていました。九時から五時までの通常業務に加え、二年目研修の論文をアフターファイブから始める生活になりました。論文の締め切り期日が迫るにつれ、私はどんどんと睡眠時間を削って努力に努力を重ねていきました。締め切り間際の約一か月間は、ほぼ睡眠一時間体制だったように記憶しています。そんな締め切り間際のある日、上司と二人での大阪への日帰り出張を命ぜられました。この頃には、二年目研修論文の進捗もおもわしくなく、精神的にかなり追い込まれていたし、睡眠をとっていなかったことから肉体的にも一杯いっぱいに達していたと思います。

●おとずれた変調

大阪の出張先に到着した頃から、私の変調は始まりました。出張先の人々や上司を含めて、私を陥れて笑い者にしようとしているという感情が湧いてきたのを覚えています。そんな気持ちが充満してきて、私はその場にいることができなくなり、昼下がりに、出張中にもかかわらず、上司にも断らずその場を逃げ出しました。

その土地は初めて行った場所でもあって、完全に落ち着きを失っていたので、どこを彷徨っているかもわからないまま、しばらくあたりを歩き回りました。そのときはとにかくその場を立ち去りたいという一心での行動でしたが、ふつうに行き来する救急車の音にも敏感になっていたことを覚えています。そして、何とかタクシーに飛び乗って新大阪駅まで行き、新幹線に飛び乗りました。その頃には夕方になっていたと記憶しています。そして、東京行きの新幹線に乗って、自宅に着く頃には夜の九時を回っていたように覚えています。

いざ、自宅前まで戻ってきたものの、出張の仕事をまっとうできず、妻子にあわせる顔がないという気持ちが充満していたのを覚えています。この頃には、自分の中の平常心というものはほとんど残っていなかったように記憶しています。ただただ、会社の上司や妻などに責められるだろうという不安の気持ちでいっぱいだったように記憶しています。

私の中では、目に見えない包囲網と不安感はエスカレートするばかりでした。そんななか、時間は経過するばかりで、時間も遅くなり思い切って家に帰りました。家では、別に変わった様子がなく妻に迎え入れられたと記憶しています。

そして、ほとんど眠れないまま朝を迎えていました。私の中では目に見えない包囲網が確実に狭まり、不安感は増すばかりで誰も信じられなくなっていました。出勤すると言って自宅を出たものの、前日の出張での失態を責められるだろうと怖くて出勤できず、自宅近くをうろうろ歩いていたように覚えています。

そうこうしているうちに、私の変調に気づいて妻が会社に電話したのか、上司と合流しました。そして、その日一日中、自宅の近所を上司と二人で歩き回ったことを覚えています。

その日の夜になり、自宅のほうに誘導されて戻ってみると、一台の救急車が停まっていました。そのときの私には平常心のかけらも残っておらず、この救急車に乗せられると、どこかの高層ビルに連れていかれ、そこから放り投げられ殺される、という気持ちに襲われていたことを覚えています。

私は、必死の思いで救急車に乗ることを拒絶し、救急隊員と押し問答をして、その場を立ち去ろうと必死に抵抗したことを覚えています。そのうちに、救急隊員だけでは太刀打ちできないとみたのか、知らない間に警察官も登場し、相手方が私の身の安全を確保しようと救急車に乗せようとすればするほど、私の心の中は、ここで捕まったらどこかで殺されて終わりだという気持ちが増していくばかりでした。

一〜二時間は経過したと思います。私はついに救急隊員と警察官に取り押さえられ、まさに錯乱状態の体で救急車のベッドにくくりつけられ、精神科病院へと搬送されました。そして即刻、医療保護入院となりました。

病院に着いてみると、妻が私の不調を察して呼び寄せてくれていたのでしょう、両親の姿がそこにありました。私は、両親の姿を見たその瞬間に我を取り戻したのを今でも覚えています。振り返って、両親の存在の力の大きさを実感した瞬間でした。そして、保護室と思われる部屋へと連れて行かれ、睡眠薬と思われる一錠を飲まされて眠ってしまいました。

ここまでが、私が統合失調症を発症した引き金となった一部始終です。このどん底から今日の自分を取り戻すまでには、幾多の試練が待ち受けていました。

夢は「ピアサポート」の普及・職業化

千葉県の精神科病院に担ぎ込まれた私は、数日間錯乱状態のまま彷徨い続けた挙句、約一か月間の入院を経て退院しました。その間、妻子や両親、上司の面会を受け、順調に回復し退院することとなりました。

今振り返ると、この病院は当時としては最新鋭の医療・治療プログラムの整った病院だったのだろうと思います。このときの発症早期の薬物療法の導入や治療が現在の予後のよさにつながっているのではないかと思っています。当時の自分としては、とてつもなく苦しい苦い体験でしたが、今となっては本当にありがたい経験であったと思っています。

このあと、病気療養のために戻った関西で、復職を目指して日々を過ごしました。やがて、復職のため千葉に戻ってみようとしたものの、会社のメディカルチェックや上司との面接などをしているうちに、自分の中での内なる偏見から、職場の同僚や会社の人から好奇の目で見られるのだろうという極度の緊張状態に陥り、体調を崩し上手くいかず、今度は大阪の総合病院の精神科に三か月ほど入院することとなりました。

そして、再び復職を試みましたが、病気休職期間の間に、もはや同僚たちとの競争から置いてきぼりになり、私の戻る場所などないだろうと自分を卑下して体調を崩し、今度は淡路島の精神科病院に短期入院となりました。

そんなことを何度かくり返していくうちに六年ほどの月日が流れ、会社から休職期間満了の通知が届き、退職することになりました。この間を過ごすなかに、同僚や上司からのあたたかい声かけがあったら、また結果は違っていただろうと思います。

●堂々巡りして出会う

そうこうしているときに、通院していた淡路島の精神科病院の主治医から、通所授産施設（現在の就労継続支援B型事業所）に通所してみないかと勧められ、通所してみることにしました。

そこで、私に転機が訪れます。その事業所で、地域の福祉関係者が集まり私のためのケア会議を開催してくださったのです。それとほぼ同時期に、主治医から支援センターで第一回ピアサポーター養成研修会を行うという話を聞きました。私にはそれ以前から、自分の病気をネガティブにばかり捉えていてはいけない、病気をしていなければできないことがあるという、状況をポジティブに捉えたい気持ちがあり、そのことを主治医にも察していただき、ピアサポート活動と出会うことができました。

このピアサポートという活動は、ピア（同じような困難な状態を経験したことがある仲間）同士が互いの経験をシェアしながら支え合い、ともに元気になっていこうという活動です。

私の行っているピアサポート活動は、病状が安定しているにもかかわらず、家族の反対や住むところがないといった理由で長期入院を余儀なくされている、いわゆる社会的入院患者の退院支援（地域移行支援）や、退院してからの地域生活を見守っていく支援（地域定着支援）です。また、地域にいながらにして治療していない、あるいは治療を中断し孤立している仲間への、保健師との家庭訪問などを行っています。さらには、新たな社会的入院をつくり出さないための定期的なピアの病院訪問による退院意欲喚起、孤立しがちな地域にピアが出向いて行うピア茶話会なども行っています。

ピアサポーターは、ピアに元気を与えるばかりではなく、元気になっていくピアの姿にピアサポーター自身も元気をもらい、お互いに元気になっていくところに良さがあります。

私がピアサポート活動に携わって六年ほど経ちます。この間、既存の支援者にはない、ピアサポート独自の有効性を数々実感してきました。それは、支援・被支援の図式ではない、同じ仲間同士のフラットな共感・寄り添いの生み出すパワーであり、リカバリー実証モデルとしての有用性です。

このように有効なピアサポート活動が未だ世に周知されず、日の目を見ていないことは大変残念でなりません。私の夢は、このようなピアサポート活動の実効性が、社会的に周知され普及し、正当で適正な対価を保証される活動となり、職業化されていくことです。

File 6

気配りと責任感、不休の果てに

原田幾世（日本ピアスタッフ協会・宮城県）

子どもが走り、おじさんが怒り、蜘蛛が歩いた

「もう仕事できない！」。

精神的にも肉体的にも限界をとっくに超えていて、実家の仕事をしていた私は電話越しに母にこの言葉を言った。母は最初、何を言っているのかまったくわからない様子だった。

私は多くを語らなかったが、伝わらないもどかしさから泣き叫んで電話を切った。翌日、母から電話があり、明らかに私の様子がおかしいことを感じ、考えて電話をくれたとのことだった。私は泣きながら、精神科に行ったほうがいいと思っていることを母に告げた。

精神科に行ったほうがいいかもしれないということは、一年くらい前から何となく感じていた。怖さはなかった。昔、高校生のときに精神的に不安定になる出来事があり、そのときは不眠症で精神科の医師に救われた経験があったからだ。

ただ、お盆休みの時期で病院は休みだったし、昔診てもらった医師は退職していて、どこに行ったらいいのかもわからず、精神科に通院したことのある親友に病院を聞き、お盆が明けるのを待った。

眠れない。眠れたとしても、今度は体中に根っこが生えたように起き上がれない。涙が止まらない。気力が湧かず、カーテンすら開ける気持ちになれない。生きていることが苦痛で仕方なく、考えるつもりがなくても死が頭をよぎる。今思えば、完全なうつの症状だった。

そして、病院につながるまでの間、不思議なことが起こり始める。起きる気力が起こらず、長い夜をベッドの上で過ごしていると、隣の部屋から子どもたちの走り回る音が聴こえてきた。当然何が起きているのかまったくわからない。そして少しすると、知らないおばさんの声で『こんにちは』と聴こえてくる。わけがわからない。その後、今度は知らないおじさんの声が聴こえ、おじさんはずっと怒っている。さすがに横になっていることもできず、起き上がった。すると、暗闇の中を五〇センチくらいの大きな蜘蛛がのそのそ歩いているのが見える。えっ?と思い、別のところを見てみると、そこにもやはり蜘蛛が歩いている。あまりの恐怖に私は怯え、泣きじゃくり朝を迎えた。そんな日が数日続き、ようやくお盆も明け、精神科の門をくぐることができた。精神科には一人で受診した。

病院に行くまでの時間は本当に長く感じた。つらい、消えたい、死にたい。頭の中をぐるぐると廻る。救いだったのは、私の中のどこかに「生きたい」という気持ちがあったことだった。やっと受診できたときに、ほんのわずかの生きたいという気持ちから、自ら入院を希望した。最初は閉鎖病棟に一〇日間。主治医からは開放病棟が空いていないのでとの説明だったが、あとからわかったのは、自殺願望があった私を守るために閉鎖病棟に入院させたとのことで、その気持ちが落ち着いてから開放病棟に移されたのだった。

入院中、私はとても焦っていた。いちばんはこのまま社会に戻れなくなるのではないかという不安。そして、いつまで眠れない日々が続くのだろう。動いたら眠れるんじゃないかと勝手に思い、運動してみたりもした。身体は疲れきっている。でも横になると幻聴が始まり、怖くてナースステーションに何度駆け込んだかわからない。

担当看護師さんとは、よく話をした。話をしているうちに私が焦りもがいていることに気づかされる。完璧を求めるのではなく、六〇%の力でいいんだよと看護師は話してくれる。でも、私にとっての六〇%がどのくらいかがわからない。そして、またもがく。

それでも二か月くらいで少しだけ眠れるようになってきた。入院は三か月で終わり、地域に戻り、役所に行ってヘルパーさんをお願いしたり、作業所を紹介してもらい通所を始めたりもした。そこでも私は焦っていた。通っていた作業所はランチをメインとした喫茶店で、発症前、販売業をしていた私にとっては簡単すぎる作業内容だった。なぜ私はここにいるのだろう、もう社会復帰してもいいんじゃないか、そう思い、結局もどかしさと葛藤から作業所を二か月休んでしまった。

その間、いろいろ考えた。実際に仕事に戻ることができるのか。その頃、私は情報量の多いものがとても苦手だった。販売業はいろいろなことに目が行き届かないと仕事にならない。当時の自分に困難なのは明白だった。やはり作業所から始め、六〇%の力をつかむことが課題なのだと思い知った。

●発症前のこと

遡って、発症前の私について話したい。二〇代半ば、父の身体の不調もあり、家業である食品の販売業の手伝いをすることを自ら決めた。ずっと両親の働きぶりを見て育った私は、販売業のあり方を自然と身につけていたところがあった。私の職場での役割は、販売員の質の向上と売り上げの向上。社長の父からは、最初は従業員には何も言わず、気づいたことがあったら報告をしなさいと言われた。そのとおりに黙々と仕事をしながら従業員の様子を見る。いずれは自分が指示を出すことはわかっていたので、経営を立て直すためにどのようなことが必要なのかを必死で考えた。従業員はほとんどが私よりもずっと年上で、経験年数もそれなりにある。私は社長の娘だからという見方をされるのが嫌だったし、そこに甘えるのも嫌だった。そのためにできることとして、私が辿り着いた答えは人一倍働くことだった。その姿を従業員に見てもらって、彼らに指示や注意をしたとしても、その言葉に説得力を持たせたいと思った。

数週間経った頃、従業員に指示を出してよいと社長から許可が下りた。私は考えた。従業員には今まで自分がこの職場でやってきたというプライドがある。一緒に働くなかでそれぞれの個性も見えてきた。ならば、その人にあわせて指示や注意をする必要があると私は思った。できている点にも着目しつつ、それを伝えつつ話をしなくてはならない。他の人の前で注意をしたら、その人のプライドを傷つけることにもなるので、一人呼び出してその人の個性にあわせて指導する。これが二〇代半ばの私が考えに考え抜いた策だった。少しずつではあるが、従業員に変化が見られるようになっていった。

このことが一つのきっかけにもなり、その後、私は会社の店舗の立ち上げにもかかわるようになった。他県の新規店舗の従業員募集の際に面接官をしたり、新人研修担当として販売のノウハウを伝えたり、実際に店舗がオープンした後、工夫したほうがよい点などを指導したりした。

あるとき、北東北の店舗の新規開店と関東の店舗のリニューアルが数日違いで重なったことがあった。

私は北東北の店舗で従業員育成を行った後、その店舗がオープンしたらすぐに飛行機で関東に移動し、リニューアル店の準備を行わなければならなかった。

関東に移動しなければならなかった日に、私は身体に違和感をもった。最初は若干の痒みと身体が腫れているような感覚があり、飛行機に乗って席に座っているときにも違和感は拭えなかった。関東の店舗まで無事に着くことはできたが、症状は確実に悪化していた。すぐにも仕事に着手しなくてはならなかったが、仕事をできるようにするためにも、まずは病院に行くことにした。

病院でついた病名は、ストレス性蕁麻疹。治すためにはしっかり休養をとるようにと告げられた。仕事をしなくてはならない、でも休まないと治らない。蕁麻疹は顔以外にも全身に出ていた。店舗がオープンしたときにお客様に蕁麻疹が見えるようでは失礼にあたるとも思った。二日後には社長も関東に来る。それまでにできる範囲のことを行い、とてももどかしくはあったが、極力ホテルで休養をとらざるを得なかった。そこまでストレスや疲労を抱えている自覚はまったくなかった。今思えば、これが初めて現れた身体症状だった。

それから私の心の中には仕事に対する怖さが芽生えてきた。自分自身に完璧以上のことを求め、それができるときには出勤できるが、気力が湧かずできそうにないときには仕事を休んでしまうという悪循環をくり返した。そしてどんどん仕事に行けない日が増え、とうとう、最初にお伝えしたように体も心もボロボロになり、発症につながることとなった。

経験に感謝し、感謝を力に

統合失調感情障害。今の私についている診断名である。統合失調症の症状もありつつ、他の精神疾患を併せ持った場合にこのような病名がつく。私の場合はうつである。

この病気とも一一年ちょっとつき合ってきた。今は症状が出るときももちろんあるが、二〇代の頃に比べるとかなり生きやすくなっている。


病気になってよかったことは実はたくさんある。自身の経験を活かし働くことができることを知り、ピアスタッフになるという新たな夢を持つことができた。そして、その夢を叶えることができた。発症がきっかけになり、自分の生き方を見直すことができたのは、私にとってとても大きい。そのために過ごした時間もかけがえのないものとなった。

今の私はずいぶん六〇％の力がわかるようになった。無理をし過ぎず、何事にもほどほどで取り組むことを心掛けるようにしている。自己肯定感が低かった私は、今は自分を認め、時には自分を褒めることもできるようになった。きっかけをいただいて、自身の経験談も語れるようになった。

もともとの私は自分のこと、特に今起きていることを伝えるのは大の苦手だった。でも、この病気を発症して気づいた。自分だって経験するまで病気に対する知識をほとんど持っていなかったのだから、言葉にして伝えないと理解してもらえないということに。精神疾患は学ぶ機会がほとんどなく、誤解や偏見がある。その現状を打開するためには、自分から声を上げて伝えていかなければならない。それも自分の使命だと思っている。

ピアの活動を続けていくことにより、全国のたくさんの仲間とつながることができた。ピア、仲間といっても精神疾患当事者だけではない。応援してくれる事業所や病院で勤務する支援者と呼ばれる人たちともつながりを持てた。これは私の宝物だ。

●私に「ありがとう」

私が気になっていること。父は、私の病気の原因を自分のせいだと気に病んでいると母から聞いた。この場を借りて、父に伝えたい。

私が発症したのは、誰のせいでもない。自分自身でいろいろ考え過ぎて、ちゃんと相談もせず、独りいろんなことを抱え込んだことが、今となっては原因だと感じている。今、私は病気になってよかったと心から言える。もし、あのまま過ごしていたら、私は今この世にはいなかったかもしれない。発症という形で私自身がＳＯＳを出してくれたからこそ、今があるのだ。

そして今だからこそ、人生無駄なことは一つもないと思える。二〇代、あの頃の経験を活かせる場面は今もたくさんある。私にそんな経験をさせてくれた両親やかかわってくれた人たちには心から感謝している。たくさん心配や迷惑をかけたけれども、人生よいことばかりではないことも知っているけれど、症状や副作用に悩まされることもいろいろあるけれど、生きてきてよかったし、これから叶えたい夢もたくさんある。

一つは、ピアスタッフとしての今までの学びや経験を活かして、同じような夢を持った人たちを応援していきたい。そして、ピアスタッフとして私にできることがあれば、その経験を伝えていくことも続けていきたい。夢を持つのは大事だと思う。私は自分の夢を言葉にして発信してきた。それが今の活動にちゃんとつながっている。私は発症してから今まで、本当に人に恵まれてきた。周りの人たちが私を成長させてくれる。私もそんな人になりたいと思う。

これからもいろいろなことがあると思うけれど、人生をあきらめず生きていけば、いつか何かしらの形で実ることもあると思って生きていきたい。さまざまな経験が私のリカバリーの一歩となる。

私のリカバリーの旅路はこれからも続いていく。一つひとつの経験を人生の糧にして、人生を楽しんでいける。そんな人になりたい。

最後に、二〇代の私に伝えたい。

「がんばって生きてきたね。貴女の頑張りは今に活きているよ。無駄なことは一つもなかった。精一杯生きてくれて、ありがとう」

File 7

求職につまずき、失った気力

遠藤由美子（クラブハウス　サン・マリーナ・東京都）

やりがいと自責の念、狭間から転落し

私は高校二年生のとき、いじめに遭いました。教室の席に座っていると後ろから消しゴムのカスがいっぱい飛んできました。その場ではやめてくださいと言っていたのですが、次の日から学校を休み始めました。登校拒否でした。

そして、拒食症になり、ごはんが食べられなくなりました。今思い起こせば、この頃が病気のかかり始めで、拒食はその兆候だったと思います。学校には行きたくなく、母に心配をかけました。学校に行けばまたいじめられると思い、なかなか学校に行けませんでした。怖かったです。

しばらくして学校の友達が家に来てくれて、「学校においで」と言ってくれました。私にも友達がいる、心配してくれる友達がいると思いました。それから学校に行くようになりました。いじめた友達はもうクラスにはいませんでした。

学校も生活も徐々に慣れていきました。高校も無事に卒業でき、就職することもできました。

就職先はクリーニングの高級店で一流会社でした。三か月間工場で実習した後、日本橋の三越の中にある店舗に配属されました。上司にも恵まれ、仕事にやりがいを感じました。仕事の内容は接客業でし

た。でも、仕事は楽しかったもののミスが続き、上司から注意されてさらにミスが続き、給料をもらうのが申し訳ないと思い三か月で退職しました。

私は二四歳のとき、統合失調症を発症しました。デパートのチョコレート売り場で仕事をしていたとき、店舗がなくなることになり、仕事を辞めざるを得なくなりました。仕事を辞めた後、求職活動をしていましたが、なかなか決まらなかったので、こたつの中で寝るようになって、意欲が低下して食事が摂れなくなりました。

初めは幻聴がありました。幻聴が聞こえたのは、食事が摂れなくなった翌年の春頃でした。精神的におかしく、動作、目の動き、すべてが幻聴によって支配され、家族に対する対応も幻聴の言うことしか信じることができませんでした。二週間ほど続きました。

幻聴の声は、宇宙人のような感じでした。幻聴が聞こえるときはいつも命令されていて、自分が誰なのかよくわかりませんでした。幻聴はたとえば、知らない人の声で「あなたの家が火事になっているので、家に帰ってはいけない」とか、「写真を風呂敷やハンカチで包みなさい」などと聞こえました。また、亡くなった友達の声で、「線香を持ってお墓まで来てください」と聞こえたので、私は無意識で裸足のまま友達の墓地まで歩いたり、商店街を裸足でウロウロしたりして、呉服屋さんに保護されました。

その後、警察が来てパトカーに乗って保護されました。警察に保護されたときは、何かに支配されて自分の意思とは関係なく動いていました。私は罪を犯したわけでもないのにパトカーに乗ったことが嫌でした。そのときの私の状態は、鼻水を垂らしながら、自分の住所も名前も言えず、警察で紙に名前と住所を書いて、母親に警察まで靴を持って迎えに来てもらいました。警察では、「洋服に名前や住所を書いておいてください」と言われました。そのときが私のこれまでの症状のなかで、一番ひどかったときでした。

その後も幻聴に惑わされて夜眠れないので、昼間寝てしまい、生活のリズムが崩れてしまいました。つらかった状態は一時的なもので回復に向かいましたが、母が私の様子がおかしいと心配し、三か所の心療内科を受診しました。しかし、どの病院でも対応しきれず、小さい頃から通っていたかかりつけの内科で、大学病院の精神科の紹介状を書いてもらい、診察に行きました。

診察では、医師から「入院したほうがよい」と言われ、そのまま五か月間の入院となりました。医療保護入院でした。初めて精神科に入院することになり、その頃は幻聴が聞こえなかったので、まさか入院するとは思わなかったです。病院の中では症状はなく、大量の薬が出されてつらかったです。病院ではデイケアプログラムに参加したり、カラオケや手芸をしたりしていました。外泊すると落ち着かず、家の中をウロウロしていました。病院では面会が家族のみだったので、病室で友達ができ、楽しく過ごしていました。

いくつも経験して「クラブハウス」を見つけた

しかし、家に帰りたくて、入院中に病院を三回脱走しました。最初は自分の誕生日に、鍵のかかっている病棟をうまく抜け出して、スリッパのまま家に帰りました。家が留守だったので、隣のおばさんの家にお邪魔して夕飯をごちそうになりましたが、おばさんから「病院に帰ったほうがいいわよ」と説得されて、タクシーで病院まで送ってもらいました。

二回目の脱走は、デイケアに行くふりをしてスリッパのまま家に帰りました。家では母に会いましたが、近所の別のおばさんに「病院に帰りなさい」と声をかけられて、母とタクシーで病院に戻りました。三回目は覚えていません。脱走をくり返したことで入院生活も延びてしまいましたが、入院前に聞こえていた幻聴は聞こえなくなり、生活のリズムも戻りました。退院してからは家にひきこもりになり、デイケアのスタッフから「デイケアに通いませんか？」と電話があって、デイケアに通うようになりました。デイケアでは、生活のリズムをつける目的で、お料理やレクリエーション、スポーツ、手芸などをやり五年ほど通いました。

デイケアに通いながら、好きなアーティストのコンサートへ都内や地方などあちこち行くようになり、元気になっていきました。就職活動もして一回就職しましたが、アクセサリーの値札付の仕事で、私には作業が細かすぎて、すぐに辞めてしまいました。

その後、医師から、「就労支援の事業所に通って就労の準備をしたらどうですか？」と勧められて、ＪＨＣ赤塚（注二）に通うようになりました。体調が悪いとき、リストカットをしたこともありました。夜中に起きて、包丁で三回ほど切りました。全然死ぬことは考えずに傷を作って楽しんでいました。母がそれに気づき、私を病院に連れていき、点滴を三回ほど受けました。たぶん、母親に心配してほしかっただけだと思います。その頃、ミスターチルドレンの曲に励まされ、リストカットを辞めました。

三四歳のときに失恋して、死にたくなり薬をたくさん飲んだら楽になると思ったので、薬をたくさん服用しました。目の前にいた母が大学病院の救急外来に電話をして、担当の医者より「病院に行かなくても済む量なので、安定剤を飲んで休んでください」と言われ、すぐに寝ました。

そのようなことがあった後、精神障害者の手帳を取得し、障害年金も受給するようになりました。伊勢丹と丸井のカードを作り、洋服やバッグを買いまくりました。洋服をたくさん買ってしまったのは、精神科で処方された薬の副作用で一五キロくらい太ってしまい、今まで着ていた服が入らなくなってしまったからです。働いていた頃から、お給料が入ると全額洋服を買ってしまったり、お酒を飲みに出かけたりしていました。お金が足りなくなると、カード会社からお金を借りて、五〇万円の借金を作ってしまいました。

その頃、グループホームの入居者募集があり、私も一人暮らしをして早く独り立ちをしたいと思ったので、グループホームに入ることを家族と話し合って決めました。グループホームに入るためには借金を返すことが条件でした。債務整理をし、三年かけて五〇万円を返済できました。その後、グループホーム入居の際に必要な電化製品やベッド、カーテン等を買うために三年くらいかけて一〇万円の貯金をしました。約六年間の準備期間を経て、無事にグループホームに入居することができました。

グループホームに入居したのと同じくらいの時期に、現在も所属している「クラブハウス　サン・マリーナ」(注二)に入りました。

私はサン・マリーナではランチユニットで、栄養満点でボリュームのあるメニュー作りに挑戦したり、掃除用具や消耗品の在庫確認をして買物をしたりしています。さらに、仲間同士で悩み事を打ち明けたり、ともに助け合ったりしながら日々の生活を過ごしています。金銭管理でお互いの困っていることを話し合うこともあれば、お金がないときの食事のメニューを一緒に考えたり、サン・マリーナでの過ごし方を相談したりしています。

●ひとりぼっちじゃない

その後、グループホームを退所して三年経った頃、母が亡くなりました。大変ショックな出来事で、サン・マリーナで過ごす時間が減り、家で過ごすことが多くなりました。母が亡くなって一か月経った頃、サン・マリーナから郵便物が届きました。メンバーさんからの手紙には「体調はいかがですか?」「美味しいランチやコーヒーを召し上がりに来ませんか?」と書いてありました。私はひとりぼっちじゃないんだということを感じました。

「サン・マリーナが私のことを待っていてくれる」「メンバーもスタッフも応援してくれている」と改めて感じました。母を亡くすという悲しみのなかで、サン・マリーナの支えを感じながら少しずつ自分らしさを取り戻していったように思います。今もサン・マリーナの相互支援を通して一人暮らしを続けています。

私は金銭管理が苦手なので、月末になるとお金がなくなります。お金を使ってしまう原因は、お金がないことによってストレスがたまり、障害年金などが入ると、お金持ちになった気分になってしまうからです。それで服やカバンを買ってしまいます。そういうときは地域活動支援センターや、サン・マリーナのメンバーやスタッフに相談をして、なんとか暮らしています。

私にとってサン・マリーナは、生活のリズムを整える場所であり、メンバー同士の交流の中でお互いに支え合える場所でもあります。精神保健福祉士を志す人に伝えたいことは、家にこもっている人にサン・マリーナのような場所があることを伝えていただきたいですし、一人暮らしをしたい人にはグループホームがあることを伝えていただきたいです。これからも「ひとりぼっちにならない・させない」のクラブハウスの理念に基づいて活動していきたいと思います。

（注一）社会福祉法人ＪＨＣ板橋会が運営する就労継続支援Ｂ型事業所。

（注二）社会福祉法人ＪＨＣ板橋会が運営するクラブハウス。メンバー、スタッフのパートナーシップを尊重し、クラブハウス国際基準に基づくユニット活動や過渡的雇用を行っている。

✚医学解説　佐竹直子（精神科医）

人は仕事や家事、育児などにおいて、ただ生活を維持するためだけでなく、やりがいを感じたり人からよい評価を受けるために頑張ります。そしてこの頑張りは肉体的にも精神的にも大きなストレス、疲労を生じさせます。ふだんは仕事などでストレスを受けても、たまった疲労を睡眠や好きなことをして解消しバランスを取っているのですが、受けるストレスが大きい、また長期に続いていくと対処が難しくなります。そうしてストレスがうまく処理できなくなった状態が、いわゆる「過労」です。

●根が真面目、要領よく立ち回るのが下手

過労がトリガーとなって発症する方の話を聞いていると、発症当時は自分自身が過労の状態にあるという認識はほとんどなく、発症後ある程度時間が経って振り返ったときに、「あのときは無理をしていた」とか、「無理をしているのはわかっていても止められず、追いつめられるような感覚のなかで発症に至った」などのように語られます。過労がトリガーとなっている方の場合、元々の性格がどちらかというと真面目で、要領よく立ち回るのが苦手な方が多くみられます。仕事でよい業績を目指してがむしゃらに働いたり、無理をして頑張ることに肯定的な考えがあるためブレーキをかけるのが難しかったりします。

疲れが蓄積していくなかで、人間の身体はさまざまなサインを出して警告してきます。気持ちが沈んだり、イライラしたり、不安になったりなどの心理面のサインのほか、眠れなくなったり、だるくなったり（倦怠感）、動悸がしてきたり、胃の調子が悪かったりなど、身体面のサインを出してくる場合もあります。身体の病気と思って内科を受診し、特に問題ないと言われてもまさかそれが精神的な不調から

来ているとは考えがおよばず、精神科への相談が遅くなるケースがあります。また、精神的な不調と気がついていても、そういう状態になるのは自分自身の心が弱いからだと思ってしまい、誰かに相談するのはそれを指摘されるようで避けてしまう方もいます。さらに、残念ながら精神科受診に対する偏見もないとはいえません。そのために、本人だけでなく家族や周りの人達も、相談や受診をためらってしまうことがあります。

●安心して相談できる場所が必要

このようにしてどんどんストレスがたまり、脳が疲れた状態になると、仕事の能率は下がっていきます。そこで焦って無理をしてしまうという悪循環が始まります。家でもリラックスできず、余暇を楽しむこともできなくなります。

File ⑤の方のように、睡眠を取ろうとしていないのか、疲れ過ぎて睡眠が取れなくなってきているのか、わからない状態となります。音をうるさく感じたり、人からちょっと言われたことにカチンときて過剰に反応したり、気持ちの揺れも大きくなります。何かの出来事に対して極端な意味づけをしたり、実際にはない声が聞こえ始めたりもします。自分を取り巻く状況はたいていうまくいっていないため、「出張先の人や上司が自分を陥れて笑いものにしようとしている」など、自分に何か悪いことが起きているという考えに偏りがちになります。今までに感じたことのないような体験に飲み込まれてしまい、自分でもどうしていいのかわからない状態になってしまうのです。周囲が変調に気づいて救いの手を差し伸べても、それも冷静に受け入れることができず、まるで何もかもがすべてだめになってしまうかのような恐怖に怯えることもあります。いわゆる統合失調症の急性期発症の状態で、多くの場合、精神科に受診し治療が開始されます。

筆者が診ていた方にも、就いた仕事のパフォーマンスが悪く、職場で自信がなく、疲れているのに上司に休暇の願いを出すことができず、やがて眠れなくなり、そのうち会社の人に盗聴されていると思うようになり、警察に訴えたりした挙句、最後は会社に怒鳴り込んで受診に至った方がいました。ここまで行き詰まってしまう前に、休息を勧めてもらえる職場の体制や、本人が安心して相談できる場所の必要性を強く感じます。

2

一人暮らし、進学など「環境の変化」

File 8

転機ことごとく新たな苦労呼ぶ

伊藤知之（浦河べてるの家・北海道）

階段を上りながら現れた兆し

私は、大学時代の一九歳の頃に統合失調症を発症し、さまざまな苦労の末、北海道の浦河町にある浦河べてるの家とつながり、精神保健福祉士の資格を取り、現在はべてる就労サポートセンターの就労支援事業所のサービス管理責任者として、仲間やスタッフに助けられながら働いています。病気を発症しながら、仲間とつながり、就労もすることができているのは感謝です。今回は、私の子ども時代から発症に至るまでと、べてるにつながり回復するまでを書きたいと思います。

私は、昭和四四年に北海道の帯広市で生まれました。父親が北海道庁所属の転勤族で、道内の高等学校や養護学校のある町を三～四年の周期で転々としていました。

小学二年生くらいまでは明るく素直で友人も多かったのですが、小学三年生のときに転校してからは、どこか他の人と違うところがあったためか、時々からかわれたり、いじめられるようになりました。それでも、何とか学校の成績をよくして頑張れば将来救われると考えていたので、勉強は頑張りました。

ところが、小学六年生での転校のときも、高校一年生での転校のときも、今度こそ友達ができない事態が解消されると思いきや、ますますいじめの標的になることが多くなりました。高校一年の球技大会のときには、先生や他の生徒が見ている前でぼこぼこに殴られることもありました。でも、勉強の成績だけはある程度の水準を保っていましたし、父親も公務員だったので、いい大学を卒業して公務員になれば将来は安定していると考えていました。

●親には内緒の通院開始

昭和六三年四月、苦労して受験勉強をした甲斐があって、小樽商科大学に現役で合格しました。生まれて初めて親元を離れ、小樽で下宿生活をすることになりました。

最初は意気揚々と大学生活を送ろうと思っていたのですが、大学は高校までとやり方が違い、履修登録の仕方もよくわかりませんでした。授業に出ても集中できず、休み時間は図書館に行き、本や雑誌や新聞を読んでいることが多くなりました。ノートの取り方もよくわからず、定期試験のときは答案用紙に何をどう書いていいかわからず散々な成績となり、留年になってしまいました。

それを知った大学の保健師さんが学内の保健室を紹介してくれ、時々保健室に通いながら六年間かけてなんとか大学を卒業しました。その途中で、両親に大学を留年したことが知られ、退学するかどうかを聞かれたこともありました。でも、大学を卒業すれば何とかなるとの思いで必死に大学生活を送りました。

そんな必死の大学生活のなかで、保健師さんが小樽の精神科病院を紹介してくれたので、精神科への通院を開始したのですが、父親から精神科に行ってはダメだと言われていたため、両親には内緒で通院していました。

大学卒業後は、北海道庁の出先機関の日高支庁（現・日高振興局）に配属となり、私は社会福祉課の生活保護担当になりました（今にして思えば、浦河に配属になったことは後にべてるにつながるための伏線だったかもしれません）。職場では、歴代の上司は病気に理解があったのですが、同僚や先輩との関係でコミュニケーションがうまくとれないことが数多くありました。

就職して一か月ほど経ち、職場でも保健室で休むことが多かったため、浦河でもかかっていた精神科の先生から上司が病名を聞いたそうです。このとき初めて、「精神分裂病」という自分の病名を上司から告げられました。このとき私は、「精神が分裂していく病気なのか……」とショックを受けた覚えがあります。

苦労を重ねながら、配置転換になりながらも六年間日高支庁に勤めたのですが、仕事ができず、次第に閑職に回るようになり、日高支庁在籍の末期には、ほとんど仕事も与えられないような状態になっていきました。

そんななか、仕事上のつき合いや職場の研修などで、当時、浦河赤十字病院のソーシャルワーカーだった向谷地生良さんと知り合い、通院日の午後に浦河日赤で行われているＳＳＴ（社会生活技能訓練）に参加するようになりました。発病当時から、厳しい父親に対して自分の病気のことを伝えられないでいたのですが、ＳＳＴで仲間が練習をしているのを見て触発され、自分も父親に病気のことを伝える練習を行いました。その練習を活かして父親に病気のことを伝えると、意外にすんなりとわかってくれました。その翌年の初めくらいから、いよいよ日高支庁で仕事をするのが難しくなり、その年の春に休職になり、休職期間中に療養とボランティアをかねて、べてるに通所するようになりました。

今にして思えば、幼少期からの生きづらさと、いじめや周囲の評価を気にする気性が、発病のきっかけになったのかもしれないと思います。

希望をエネルギーに「べてる」を作り上げる

私とべてるとは、浦河に赴任していたときに当時の主治医の先生を通じて、現在のべてるの代表の早坂潔さんや他の何人かの仲間と知り合い、浦河に来たばかりの頃は月一回程度交流を持っていました。それがいつの頃からか、べてるとは日に日に疎遠になっていました。再びべてると近くなったきっかけは、休職直前に病院のSSTに参加したことに加えて、向谷地さんからべてるで活動してみないかと誘われたことです。

休職後、最初は他の仲間と同じように昆布作業をしていました。日高昆布を計量して袋詰めし販売する、べてるの顔ともいえる仕事です。次第にパソコン関連の仕事や事務作業、支援の補助などをさせてもらえるようになりました。並行して、日本社会事業大学の精神保健福祉士の通信教育課程の勉強をするようになりました。資格を取ろうと思ったきっかけは、前の職場で曲がりなりにも福祉の仕事をしており、このキャリアがべてるで活かせないかと思ったことです。二回の東京でのスクーリングと、帯広ケアセンター・帯広生活支援センターでの二週間の実習を経て、平成一六年に無事、精神保健福祉士の国家試験に合格しました。

べてるでは、SSTのリーダー・コリーダーをするようになったり、当事者会「どんぐりの会」の事務局の活動をするようになったりして、現在はソーシャルワーカー（当事者スタッフ）として雇用してもらっています。全国で行われているべてるの講演会に、向谷地さんや他のべてるのスタッフと一緒に参加させてもらい、自分の体験を語る機会も増えています。

●にぎやかな地域で当事者研究活きる

活動の機会が増えてきて、私自身の苦労として「あわてる」苦労も増えてきました。突然予定が変更になったときや疲れがたまっているとき、音の圧迫が大きいときなどに「あわてる」苦労が出てくることが多いです。その現象がピークに達すると、わけのわからない行動をとったり、その場をくるくる回る動き（「伊藤ダンス」と呼ばれています）をしてしまったりすることがあります。そうすると、見かねた仲間やスタッフが声をかけてくれます。

また、最近では、他の地域ならば入院しているような仲間が病棟を退院して、地域に出てきたので、これまで以上ににぎやかになりました。このため、音や声の圧迫を強く感じることが多くなったので、頭がフリーズ状態になり、仕事の途中で帰ってしまうこともよくあります。

これまでの当事者研究の成果では、音のない静かな場所で横になり、呼吸を整えると落ち着くこと、お笑い番組などを見たり、べてるで過ごしたりするなかで笑うとよくなることがわかっています。これまでは、「不祥事」「倒産」「失言」などの負の出来事に負けないことをエネルギーにして頑張ってきましたが、そうするとすぐ頭の中のハードディスクがいっぱいになって、燃費が悪く、デフラグが必要になるので、希望や楽しいことを想像してエネルギーにして、仕事や活動を頑張るのがいいということがだんだんわかってきました。これからも研究を重ね、よりよい働き方ができる場として、べてるを作り上げていきたいと思います。

File 9

大丈夫じゃなかった通学五時間

tyk（東京若枝教会員・東京都）

疲労を一年ためると悪口が聞こえ始めた

大学へ行き始めて、通学に往復五時間とられた。電車は一時間に二本の間隔、歩きは三〇分くらいで、乗車時間を入れて片道二時間では着かない。数学科だったので、もっぱら勉強に励まねばならない。家に帰ってくると、まず縁側に座ってしばらく休憩した。毎日通うのと勉強が大変だった。

入学式のとき、大学まで母と田舎道を一時間くらい歩いたのが思い出される。「あんた、こんなに長時間通うの、ホントに大丈夫なの?」「何とかなるさ、でも閑散としたいい景色だね」

でも大丈夫じゃなかった。大変な疲労で、そのうち人が自分の悪口を言っているのが気になり始めた。大学二年の頃だった。実際、最初は周りに悪口を言われた。言葉には出したくない、バカにされるようなことだ。

次第に、その考えが自分の心の中で大きくなり始めた。夜寝られなくなった。家の近所でも誰かが自分の悪口を言っているような気になり始めた。おまけに夜、家から飛び出して走り回る始末。外で自分のうわさ話が聞こえるので、そっちの方向に走って行ったのだ。

これは自分でもおかしいと思って近所の内科に行った。こういうとき、何科に行ったらよいかわかっていたので、診察時に開口一番、「先生、精神科の医者紹介してください」「あいにくだけど遠いんでね」。中学の頃からキリスト教会に行っていたので、それならと、東京の御茶ノ水にあるキリスト者学生会の事務所に行き、信頼のおけるスタッフに相談したら、すぐ近くの大学病院の先生を紹介してくれた。予約をとって数日後、親に内緒で一人で受診した。あまりよく覚えていないが、親が介入するとややこしくなると思ったんだと思う。自分の状態を独断で判断したらまずいとも思った。医者は調布にいる開業医宛の紹介状を書いてくれた。

ここまでは自分ひとりでやった。これ以上はできない、自分の領域じゃないと思った。大学にはがんばって行っていたが、疲れがひどく、勉強にもついていけなくなった。幻聴もあった。大学を休学した。

調布の病院には、兄が車で連れて行ってくれた。診察室でそこにあったＦＭ受信機（ラジオ）に盗聴器が仕掛けられていることを身振り手振りで伝えた。そしたら、ちゃんとＦＭ受信機を調べてくれた。実際は仕掛けられていなかった。

その場で入院が決まり、入院するのは嫌だと騒いだ。ぶっとい麻酔注射をけつに打たれて即入院。約一〇日間、深い眠りに落ちた。

目が覚めた。頭の中がすっきりしていた。診断名は統合失調症、心因反応だった。症状は幻聴、幻覚、不眠。最初、精神科の薬は飲むと心がうきうきした。先生は三か月くらいで治りますよと言っていた。

その三か月が経って「退院させてください」と言いに行くと、「だめです」と言われた。医者は嘘吐きと思った。それから自分なりに退院計画を立てた。しばらくして外泊が始まり、「外泊でも病院でも同じようです」と主治医に申し出ると、六か月目にようやく退院許可がおりた。

病と四〇年を歩み、至る幸福

退院後、一か月ごとに病院に通い、それが今でも続いている。もう四〇年以上。両親がいるうちは親と一緒に通った。

退院してすぐ、大学へ復帰した。でも、主治医は大学をやめて仕事に就いたほうがよいと言った。頭を使うのがよくないという理由だった。

しばらく自分で考えて、大学三年のときに中退した。中退して休養をとった。数年後、卒業した高校を訪れて職を斡旋してもらった。家の近くで電気の会社だった。

三年して病気が再発した。病気を隠して入ったから、ばれて即クビだった。そういう病気の人は雇うわけにはいかないということだった。再発した理由は薬をやめたから。もう具合がいいから薬は飲まなくてもよいと母や近しい人から言われ、飲まなくなった。妄想と幻覚が出てきて、再発したのがわかった。薬を飲まなかったことを主治医に怒られた。この病気は医者の言うことを聞かないと必ず再発する。そして、また半年間入院し、退院した。

一年くらい休養した後、再び病気を隠して今度はショーケースの会社で工場勤めをした。工場が移転するまで一六年勤め、退職金をもらった。その次は、和菓子製造の老舗で包装機械オペレーターを一三年やった。主任は私が袋の中の小さなごみを見逃したので、その袋で顔面をなぐった。彼はその後謝ったが、暴力をふるう人とはもう仕事はできないと思った。ストレス障害と診断され、一週間休み、そして辞めた。

●清掃の道を行く

ここから清掃の道に入った。こういう病気の人はあまり頭を使う仕事はしないほうがよい。持論ですけど。勉強は趣味くらいに思っていたほうがよい。

最初は、東京江東区の公園清掃員を期間六か月の契約。来た男性みんな雇ったみたいで約一〇人。五人で車に乗り、多いときで一日一五箇所くらい回る。

小さい女の子が話しかけてきて「おじさん偉い」。内心うれしかった。「木の上の蝉取って」と頼まれ、「おじさん仕事してるからごめんね」なんてことも。木を揺すって銀杏をたくさん取っている清掃仲間もいた。奥さんが飲み屋をやっていて、つまみに出すんだって。おばあさんが「あんたみたいな若い人がなんでこんな仕事やんなきゃいけないの。もっといい仕事があるんじゃないの」と言ってくると、私は「あ、そうですか」と言ったくらい。どんな仕事に就こうが大きなお世話、きれいにする仕事も結構楽しい。仕事に上下なし。なかには「汚い」と言って去っていく人もいる。それなら誰だってトイレへ行くでしょう。公園はわりと空気が澄んでいて気持ちがよかった。

次に、公園清掃を担当していた会社の紹介で複合商店街の清掃業務。三箇所くらいのゴミ箱のゴミ回収をして、燃えるごみと燃えないごみ、缶やビン、ペットボトルに分別する。掃き掃除をやって、貼り付いたガムをパテで取っていると、子どもが「おじさん何してるの?」と聞いてくる。「ガム取りしてるんだよ」。こういう会話も楽しい。

ホームレスがゴミ箱に雑誌、新聞を取りに来る。時間を見計らって先回りして、私が取ってしまう。まあそれなりに気持ちがよい。時たまかち合う。そのときは「邪魔だからどけ」と言う。そしたら向こうが、「俺のが何年も前から先にやっている」。そんなの関係ない。さっさとそこから離れて次の仕事に向かう。一日四時間の仕事だった。そんな毎日。

現場は吹きさらしで寒くて痔になった。あるとき腰がすごく痛くて、電話して二日休んだ。嫌な所長が「役に立たない奴だ」「いつ辞めてもいい」と言い、そのときは黙っていた。五月の連休が来た。忙しくなる連休明けの二日前、「所長がいつ辞めてもいいと言ってますので、連休明けから行きません」と社長に電話して辞めた。でも三年続いた。

フリーの就職雑誌に駅ビル清掃が出ていたので、そこを申し込んだら即採用。三時間プラス残業がつく。清掃中でも必ず「おはようございます」「ありがとうございました」の挨拶をすると研修中に教わった。業務は、ほうきやちりとり、モップを使って毎日する日常清掃と、ポリッシャーなど電気器具を使う定期清掃があった。通路に階段、手すり、エレベーターとエスカレーターなど、きれいにする所はいろいろ。今思うと、指紋がついているとうるさかった。

そのうち、たかがパートにも徹夜の仕事がやってきた。私は「不眠症ですからできません」と言った。それでもローテーションに組み込まれ、半年くらいでもうアウトと思って辞めた。肩、腰が痛くて神経痛、心と体がいうことをきかなくなり、一か月休んだ。その会社で、ある準社員が死ぬほど仕事をしてみたいと私に言った。心の中でこの人愚かだなあと思った。それほどしたって会社は面倒みてくれないし、体もこわれるし。どれだけ年をとっても体が資本。結局、有給を全部使い果たした。

●「命がけ、最後の仕事、カギ管理」

ハローワークで高齢向けの仕事の紹介を受けた。現在の仕事でもあるマンション清掃員のパート。住人はお客様、毎日会う人に「おはようございます」。時々、同じ人に二度言ったりすることもある。ちょっと変かなあ。子どもと目が合うと、にこっと笑う。それがまたホントにかわいらしい。小さいことだけど私もうれしくなる。「いってらっしゃい。気をつけて」。向こうが「ありがとうございます」。ささやかな会話。

初めの頃は鍵のことでまごついた。何度も鍵ボックスに鍵を入れ忘れたり、ボックスの鍵を閉め忘れたりするので、しまいに反省の句を作らされた。「命がけ、最後の仕事、カギ管理」。定年なしと入るときに言われたので、ここに決めた。

両親が死んでから三三年、昨年三三回忌をやった。母は肝臓がんで、父はその看病疲れ。母は病院の窓から赤々と夕日が射し込む一室で亡くなった。今でもその光景が目に焼きついている。ちょうど夕日が沈むように命も沈んでいった。父は家で私がトイレに行っていたほんの数分のうち、げろが入れ歯に詰まって窒息死した。診断名は心不全。

父は死ぬ一週間前、「肉体的には成功したが、精神的には失敗した」と言った。肉体的には、某大手企業で課の主任を務めた。それを言っている。精神的に失敗とは、妻をがんで失ったこと。そのショック。人間、何か目に見えない精神的な支えが必要ですね。

作家、太宰治は聖書をよく読んでいたが、教会へは行かなかった。聖書を読んで人間の生き様に失望したのは、悪いところばかり気にしていたから。よいところもあるのですよ。よいところは教会に行くと教えてくれる。自殺は病死です。自殺するまでに散々思いつめて苦しんできたのに、自殺は罪だなんてそんな残酷なこと言えません。

午前は仕事、午後は放送大学の勉強、数学の勉強。それが今の私のスケジュール。臨床心理も英語もやりたい。放送大学は大学院も行きたい。どこまでできるかわからないけれど、夢はどんどん膨らむ。あとカラオケ行ったり、作業所へ行ったりも。もう六〇過ぎたしそんなにあくせく働かなくてもいい。贅沢しなけりゃ、年金と仕事の給料で十分暮らしていける。でも死ぬまで今の仕事は続ける。

この病気を通して知ったこと、わかったことを最後に。敵をなるべくつくらない、反対しない者は味方である（聖書）、物が豊かになると心が貧しくなる（聖書）、薬と信仰の両輪でこの病気はよくなる。

調子がいいときは、心の病の人たちの手助けを微力ながらやっています。「埼玉心の泉会」。私が病気とどのようにたたかってきたか、つき合ってきたか、勝利してきたかを、少しでもこの人たちとわかち合いたい、助けになりたいという思いで。

File 10

浪人四年、留年四年に頓挫重なり

林清志〔仮名〕（東京都）

三浪の夏、急激な思考力アップから始まった

私は、小学校・中学校と活発でした。高校に入ると内向的で無口になりました。統合失調症に初めて罹ったのは、二〇歳の夏でした。大学浪人三年目のときです。

一浪目は秋まで長野県松本市で自宅浪人し、それ以後は父の転勤のため千葉県に引っ越し、二浪目を通して自宅浪人でした。三浪目からは東京の某大手予備校に通うため、千葉県を離れ三畳一間の下宿生活が始まりました。四月、五月は予備校にキチンと通いましたが、六月頃から英語の講義で当てられるのが嫌で、サボるようになりました。

そんな自分を改めようと一念発起し、怠け癖を吹き払うべく、予備校の夏期講習を受けることを決断しました。その頃からでした。私は急激に頭の中の思考の回転が速くなるのを自覚しました。それまでは自閉的で、下宿の隣に住む予備校生ともほとんど会話すらありませんでしたが、急に社交的になって、H君という予備校生と仲がよくなり、スイカを買ってきて二人で食べたり生ビールを飲みに行ったりしました。ものすごくスガスガシイ気分でした。

ある朝、五時頃に起床すると幻聴（当時は幻聴などという知識はありませんでしたが）が聞こえ、それが神様の声のような気がして、鞄も持たずに下宿を出発しました。「右へ曲がれ」「まっすぐ歩け」などと頭にうずまく言葉にあやつられ、二時間くらい歩いたでしょうか。朝七時頃、とあるビルの部屋の椅子に、裸足のまま身分証明書も何も持たずに座っていました。

そのビルの方が警察に連絡して、私は精神鑑定を受けました。精神鑑定の間にも私は「全世界を救う……」という妄想にかられ、黙秘を続けました。何度も家の電話番号を聞かれ、私が正しい電話番号を言ったら、千葉の両親には「お子さんは無事保護いたしました」と伝えただけ。ほどなく睡眠薬を注射されると、東京都内の精神病院に措置入院（強制入院）の運びとなりました。

いきなり保護室に入れられ、生まれて初めてのことだったので、右も左もわかりませんでしたが、二週間ほどで幻聴はなくなり、保護室から出ることが許可され大部屋に移りました。入院中に自分が精神病であると知らされましたが、いつ頃誰から知らされたのかは記憶にありません。自分が精神病なのだと知っても、それほどショックはありませんでした。むしろ、入院生活を楽しんでいるような感覚がありました。

幻聴がなくなったのには訳がありました。心の中で幻聴の相手に、「あなたは今何歳ですか？」と聞いてみたところ、何の返答もなく、やっぱり自分の頭の中で幻聴をつくり上げているんだと自覚できたからです。およそ三か月で退院できました。

実はその少し前、二浪目だった一九歳の夏に躁うつ病に罹っていました。お盆の時期に中学校の同級会に参加し、ビールをかなり飲みました。一夜明けて自閉的だったのが一変し、頭の中の思考回路が活発になりました。躁状態のとき本人は楽しいのですが、周りの人たちに少しばかり迷惑をかけてしまいました。躁状態が七、八、九月と続き、その後うつになりました。自殺を考えるところまで症状が悪くなり、かなりつらかったです。でも、当時は精神科にはかからずに時間が解決してくれました。

三か月で精神病院を退院できたと書きましたが、退院するときに看護婦長さんから、「こういう病気は薬を飲み続けないと再発の危険があるから気をつけてね」と言われたのにもかかわらず、私は退院してから半年くらいで通院するのをやめ、精神薬も飲まなくなりました。

四浪目は千葉に戻り、両親の自宅から予備校に通い、やっとの思いで東京の某有名私立大学の理学部数学科に入学しました。新たに四畳半の下宿生活が始まりました。大学では、中学・高校とやっていたサッカー部に入部しました。四年遅れての大学生ですから、自分と同じ年齢の人を先輩扱いすることにかなり抵抗を感じました。

〝考える〟を止められない

再度、統合失調症で入院に追い込まれたのは、大学一年のサッカー部の夏合宿のあとでした。三泊四日の夏合宿で、夜は一睡もできませんでした。精神的にも肉体的にも疲れ果てた状態で下宿に帰りました。帰宅した夜も一睡もできず、夜通し「チカチカ、チカチカ」と鳴る原付やオートバイのウィンカーの音が、モールス信号のような何かの暗号のように思え、朝が来ても自分の思考を止めてリラックスすることができませんでした。〝考える〟ということを停止できなかったのです。こんなことは生まれて初めての経験でした。

家賃を払おうにも、お金の計算ができないほどに私の脳は疲弊していました。下宿のおばさんに電話を借りて両親に緊急の連絡をとると、両親と兄が下宿に飛んできてくれました。それで、二〇歳のときにお世話になった東京都内の精神病院にタクシーで連れて行ってもらいました。主治医の診断では入院の必要はないということで、いったんは千葉の実家に帰りましたが、数日後、私の希望もあり二度目の精神病院への入院となりました。

その頃の病状は、幻聴ではなく〝思考伝播〟という症状でした。自分の頭の中で考えたことがテレパシーのように他人に伝わってしまうと感じていました。この症状は何か隠し事がある人間には本当につらい症状です。ここには書きませんが、私にはある隠し事がありました。それを暴かれるような気がしてつらかったのです。

自分でも思うのですが、睡眠をとることは精神病患者にはものすごく大切なことのようです。眠れないから病状が悪化するのか、病状が悪化するから眠れなくなるのか、私にはよくわかりません。あと、飲酒も精神病の悪化を助長するのかもしれないと自分なりに思います。

さて、このときの入院も四か月くらいで症状がおさまり、退院できました。留年してしまったため、二回目の大学一年生の生活が始まりました。大学一年目よりもかなり太ってしまい、サッカー部の練習がきつくて、五月半ばからは風邪だと嘘を言って部活を欠席しました。もちろん大学の講義も欠席しました。講義に顔を出せば、サッカー部の人と会うかもしれないからです。

今にして思えば、正直に「練習がきついから休部させてください」とサッカー部の先輩に言えばよかったのです。でも、当時はそんなことは思いつかず、毎日下宿で寝てばかりいる怠惰な生活になってしまいました。うつの状態だったのかもしれません。通院していた精神病院も通わなくなりました。この先、自分の人生はどうなってしまうのだろうと毎日が漠然としていて、不安に満ちたむなしい日々が続きました。それでも、精神病院に入院するほど病状は悪化しませんでした。

●順調さを欠いて就職浪人に

結局、大学三年目の秋にサッカー部の先輩や両親に謝り、事は済みました。それまで途絶えていた精神病院への通院も再開しました。精神科の主治医からは、「どうしてもっと早く相談に来なかったんだ。アドバイスもしてあげられたのに」と怒られました。勉強のほうもなんとか頑張って、無事に大学二年生に進級することができました。サッカー部は退部することにしました。大学は、病気休学を含め八年かけてようやく卒業することができました。

しかしながら、三〇歳の卒業時にうつ病と重なってしまいました。通常よりも卒業が八年も遅れてしまったのを、就職面接のときにどうやって説明しようかとか、精神病のことをどうやってごまかそうかとか不安に苛まれました。社会に出ても、当時の私の能力では通用しないのではないか？という不安もあり、自信のなさから就職浪人という道を選んでしまいました。今にして思えば、大学時代にアルバイトの一つもやって、社会の風に触れていればよかったと後悔しています。

その頃の精神病が悪化したときの症状は、目がチカチカしだすと道を歩いている人たちから睨まれているような気がするというものでした。他人の目つきが鋭く私に刺さりました。また、トラックの運転手から「世の中というのはそんなに甘い世界ではないんだぞ」と思われているような錯覚がありました。一度そういう状態になってしまうと、頓服薬を飲んで三〇分から六〇分くらい、音のしない静かな暗い場所で安静にしているしか対処のすべがありませんでした。

しかしあるとき、ダンプカーの運転手の顔を歩道から見てみると、やさしそうなオジサンが別に私のほうを見ているわけでもなく、前を見ながらふつうに運転しているだけでした。また、深夜に自分の部屋でステレオを聴いていて、歩道を歩く人たちから自分の悪口を言われているような気がするときは、ステレオを止め、耳を澄まして歩道の会話を聞いてみました。すると、ただの酔っ払いの会話だったりしました。このようにして、自分の勘違いなんだと思うと安心でき、気分が楽になりました。

大学六年目くらいにはこんな症状もありました。自分は国家の重要人物でもないのに、盗聴されていると思い込んでいました。また、「天才と〇〇〇は紙一重」という言葉をとって、自分が天才だとうぬぼれていました。自分は特別な人物なんだという優越感がありました。

当時、若者の間ではカセットテープの「WALKMAN（ウォークマン）」が大流行していました。その頃のウォークマンには、ほとんどのタイプにラジオが内蔵されていました。そのウォークマンに盗聴器のマイクが仕込まれていると確信していました。私の知らない間に誰かが盗聴器をウォークマンにセットするという発想ではなく、ウォークマンの製品すべてにわずかに周波数帯の異なる発信機を付けた盗聴器が出荷段階で内蔵されていると、私は考えていました。

そして、販売店からウォークマンを購入する際には住所氏名を記入しますから、それとシリアル・ナンバー（製造番号）を確かめれば、私の買ったウォークマンは特定することができます。ウォークマンに内蔵された盗聴器から私の声が放送局に届き、用意してあるホワイトボードに私が話したことが即書き込まれる。それを見て、ラジオの生放送の出演者たちは私が冗談をつぶやくとそれに反応して笑ってくれるという誇大妄想でした。ウォークマンに限らず、ラジカセ、テレビでも同じような誇大妄想がありました。

こんなことを考えたこともありました。精神的に具合が悪くなると、決まって周りから意地悪をされているように感じました。そこから、精神病患者から身内の人を殺されてしまった人たちで構成される精神病患者を恨む団体があるのだと確信しました。でも、つじつまが合いませんでした。周りから意地悪をされて私の病状が悪化して、そのことで私が誰かを刺し殺しでもしたら、精神病患者を恨む団体はまたしても犠牲者を出してしまうことになり、犠牲者を減らそうという目的が果たせないからです。

よい面も悪い面も、自分自身を中心に世の中が回っているという気分でした。

自分を知って、着々と自分流へ

現在に至るまで六回くらい同じ精神病院に入退院しました。何回目かの入院中に父親が他界しました。経済的に行き詰まり、入院中に生活保護の認可が下りました。デイケアに通うようになっても病状が悪化することがあり、入院せざるを得ないときがありました。

一回の入院は三か月くらい、一番長いときで一年半くらい。入院するのは決まって真夏の暑い時期でした。症状としては、睡眠時間が極端に短くなります。眠りたくても眠れないのです。前回の入院は約一〇年前、四八歳の夏でした。以後、病状は安定していて活動的な毎日を送っています。

あと、一か月に一回くらい具合が悪くなるときがあります。口で説明するのは難しいですが、世の中の人たちからポツンとつまはじきにされ、自分ひとりがスポットライトを浴びて孤立したような感覚に襲われるのです。アパートの中で具合が悪くなったときは、暗くして安静にしていればよいのでそれほどつらくはありませんが、街中で具合が悪くなるとかなりつらいです。でも、頓服薬を飲んで三〇分から一時間もすると平常に戻ります。そのため、リュックサックの中には常に頓服薬と水の入ったペットボトルを入れて持ち歩いています。具合が悪くなったときの対処の仕方がわかっているから、安心していられる部分もあると思います。

私はなぜか、精神病院を退院するとお金遣いが荒くなります。前回の退院後も、生活保護費の事務的なミスで入院中の支払いが一八万円くらい少なかったようで、まとまった額が支払われたことで、ハイビジョンテレビやビデオデッキ、アンテナ等を買いそろえました。

●安定とデイケア、稼ぎと作業所

三四歳のときに、思い切ってうどん屋でアルバイトをしました。しかし、二週間ほどでドクターストップ。その失敗がきっかけとなり、主治医の勧めもあって精神病院内のデイケアに参加するようになりました。当時は、何かしら勤めた経験がある人しかデイケアには参加できないようでした。

病状の安定について考えると、デイケアに通っていることが一番に挙げられます。それだけデイケアは私にとって役に立っているのです。アットホームな居場所になっています。デイケアには、毎日来る人もいれば、一週間に一回とか二回しか来ない人もいます。

昔は朝九時から夕方四時、週四日行っていました。現在は朝九時から午後三時で週五日に変わりました。このことは私にとって好都合でした。週に三日も休んでいると、周りの人から「あの人、週に三日も休んでいるようだけど、どんな仕事しているのかね〜」と思われているんじゃないかと邪推したりしてしまうからです。月に二回は、精神障害者を対象にしたディスカッションのプログラムにも参加しています。デイケアの終了後に市役所に足を運べるようになったのもプラスです。

二年くらい前からは、週一回作業所に通うようになりました。どんな心境の変化かというと、あるときふと思ったのです。私の一人住まいのアパートにあるもので、私が自分で稼いだお金で買った物は一つもないことを。つくづく考えさせられました。

作業所へ行っても、時給は変動があってもだいたい二〇〇円です。週一回通うといっても午前だけのときもありますから、工賃は一か月で二〇〇〇円くらいです。でも一年間では二万円近くになりますからばかにできません。

デイケアは作業所ではありませんから、もちろんお金をもらうことはできません。逆に、何かの行事にあたって病院側で負担してくれる額が少ないときは、自己負担しなければなりません。

私は四八歳のときの入院を機会にたばこをやめました。パチンコも四四歳のときにやめました。夕食は自炊なので、生活保護ではありますが、経済的にそれほど不自由を感じません。それでも保護費は一か月に一万円貯めるのが精一杯です。そうやって貯めたお金は、靴とか洋服とか壊れた電化製品の買い替えとかの費用にあてます。自分でいうのも変ですが、料理は得意なほうです。

もし、デイケアという居場所がなかったら、私は毎日を自分のアパートだけで過ごすことになります。その単調な生活はかなり苦痛のように思えます。

暇なときは、ステレオを聴くのが楽しみです。趣味は、オーディオと数学の難問を解くことです。

私は、現在満五八歳・独身です。

File
11

クラス替えが連れてきた悪口

北村和孝（さかいピアサポネット・大阪府）

募りゆく恐怖の中で低空飛行を続けた

僕の病名は、統合失調症と対人恐怖症です。病気の発症は一八歳です。生まれてから高校二年生までは、勉強してクラブ活動もアルバイトもしていたふつうの高校生でした。

高校三年生になり、大学受験の勉強が本格的に始まりました。病気の発端となったのは、三年になったときのクラス替えでした。二年生までは一〇人くらいのグループの友達と休み時間はふざけ合ったり、休日は一緒に遊びに行ったりして、満たされていました。

それが三年のクラスでは、その仲間たちが全員別のクラスへ行ってしまい、新しいクラスではすでに友達グループができていたため、僕は一人で行動することが多くなりました。居心地の悪さもあって、友達のいるクラスへよく会いに行ったりしていました。

あるとき、友達の一人から、「おまえなんでここのクラスに来るん?」と言われてショックを受けました。それからその友達グループとも距離をおいて一人で行動していました。

そんなある日、電車で通学していたときに周りにいる女子高生から、「あの人、あごがしゃくれていて気持ち悪い。あははは～」と声が聞こえてきました。次の日も同じでした。学校の行き帰りの電車の中で、周りにいる女子高生の声で「あの人、あごがしゃくれていて気持ち悪い」と笑い声で聞こえてきました。高校三年になって間もない四月の出来事でした。

女子高生の声は電車に乗るたびにずっと聞こえていて、そのうち道を歩いていても、反対側の道にいる女子高生の言葉と笑い声がずっと聞こえるようになりました。自分のあごがしゃくれていることは少しコンプレックスに感じていたので、女子高生から聞こえてくる声は耐え難いものがありました。

自分自身の中では、「なんでこんな声が聞こえてくるんだろ？　実際には言われていないと思うんだけど、電車の中でも道を歩いていても悪口が聞こえてくる。しんどい……」と感じていました。

●脳が縮んだ

そして忘れもしない三年の一〇月、悪口の声に耐え切れなくなり、学校から帰ると手に汗を握ってメンタルがダウンしてしまいました。そのとき、自分の頭の脳が縮んだことをはっきり覚えています。同時に、「自分は対人恐怖症になった」と自覚しました。

この時点で「絶対にこの病気は治らない」と感じました。そして、「人間ってここまで落ちるものなんだ」と恐怖を感じました。この恐怖とは、落ち込むとかそんな言葉で言い表せるものでも簡単に片づけられるようなものでもありません。僕は、もう元の自分には戻れないとはっきり自覚していました。

その後、大学受験には合格したのですが、今の自分では大学へ行ってもイジメられるとわかっていて、社会恐怖になっていました。大学入学は辞退し、親には病気のことは隠して、「ほかの大学を受験したいので、浪人させてほしい」と言いました。自分の中では、「一年くらいゆっくりしたら病気も回復するかな?」と思っていました。

しかし、一年経っても、外を歩くと近くの高校の女子高生の声で悪口が聞こえてきて、夜しか外に出られなくなりました。昼夜逆転になり、人気の少ない夜だけ外に出て、ひきこもりになりました。

ちょうどその頃、インターネットが普及しだし、自分の部屋で病気について調べられるようになりました。そして、声が聞こえるのは統合失調症の症状であることを知りました。それでも、「あごがしゃくれていて気持ち悪い」と言われ続ける幻聴はつらく、コンプレックスから「整形したい」と泣いていました。家では壁を蹴ったりして暴れました。僕は、自分の顔を醜いと思い込む対人恐怖症のなかの「醜形恐怖症」でした。これもインターネットで調べて把握していました。

●耐え忍ぶ日々

一年間のひきこもり浪人を経て、結局大学受験はせずにアルバイトをするようになりました。一九歳でした。対人恐怖症を持ちながらアルバイトをして、職場の人から「変子」と言われたこともありました。自分が社会に馴染めなくなっていて、病気のためにふつうの人とは違うと感じていました。バイトもうまくいかなくなり、ヘトヘトになって生きているのもつらく、寝る前になると病気のしんどさと治らないことに毎晩泣いていました。

とうとう、タウンページで家の近くで精神科のある病院を調べて、自分から精神科病院を受診しました。初めの診断では「神経症」と言われました。医師から「薬を出そうか?」と言われましたが、最初は「薬を飲んで治るような病気じゃない」と思っていたので、薬は拒否しました。つらいときだけ通院するようにして、やがて拒否していた薬も飲むようになりました。処方されたのはデパスでした。

二〇歳からバイトに復帰して、病気と闘い耐え忍ぶ日々が続きました。「大学だけは行っておきたい」という気持ちはずっと持っていたので、二一歳のときに近場の大学を受験して合格し、通うようになりました。

入学してすぐに探したのは学生のためのカウンセリング室でした。授業の合間はカウンセリング室に通い、性格診断テストを受けて話を聞いてもらっていました。お笑いが好きだったので、大学の落研に入りました。しかし、入部して三か月後に、「おまえ、社会不適合者やろ！」と罵声を浴びせられ、退部しました。大学も一年間通っただけで休学届けを出しました。アルバイトも今度は完全に続かなくなりました。

また、ひきこもりの日々が始まりました。そんな折、母の知り合いが精神障害の作業所で働いており、僕の話になったようです。「その子は精神障害じゃない？」と言われ、その知り合いの方が働いている作業所へ通うようになりました。現在も通所している「YOU・I ハウス」です。このことが転機となって病院も転院し、「幻聴があるので統合失調症です」と診断されました。

ここから僕の精神障害者としてのリカバリーストーリーが始まりました。

遮二無二にしがみついた日々が今をつくった

作業所へ通うようになったとき、僕は二二歳でした。周りのメンバーさんは三〇代の方々が多く、「この年上ばかりの中でどうやって友達になればよいのだろう？」と悩みました。この当時の作業所は、作業をしているのは一部の人達で、僕は朝九時から夕方五時まで年上ばかりの人達と一日中話をしていました。

そして一年が過ぎた頃、気づいたら年上ばかりのメンバーさんに対してタメ口で話している自分がいました。そのとき、先輩のメンバーさんに言われたのは「おまえ年下やのによくメンバーにとけ込んだな」という言葉でした。今でも覚えています。

それから二四歳までの二年間、週一回のペースで身体障害者の方の入浴介助ボランティアを行いました。時間は一時間。ある先輩から、「遊んでたら病気も治る!」と言われ、この入浴介助のボランティア以外の日は、ひたすら一日中しゃべったりお茶したりカラオケに行ったりと、昼夜を問わず遊びに打ち込んでいました。

この頃は自分が障害者である自覚も低くなり、毎日が遊んで楽しかったので、職員さんから「もっと作業しなさい」と言われても作業する気はなく、心の中では「いつか病気が治って社会復帰できるわ」と楽観して考えていました。

●ターニングポイント

二四歳のとき、「出会い」がありました。新しく作業所に入って来た女性に一目惚れして恋に落ちたのです。彼女はまばゆいばかりに輝いていて、一目会ったときから「付き合いたい」と想い、意識し過ぎてしゃべれずにいました。

それでもこの恋は大事にしたいと思い、引っ越しのボランティアで一緒になる機会があったときに、メルアドを交わすチャンスは今しかないと思い切って、「メルアド交換しない?」と言いました。彼女は「いいよ」と言ってくれて、この日からメールをするようになりました。

そんなメールが半月ほど続いたあと、二人で会うことになりました。そのときに想いを抑えきれずに、彼女に「付き合ってほしい」と告白しました。彼女にも彼氏がいなくてＯＫしてくれ、付き合うことになりました。

この彼女との出会いと恋愛が今の自分を作り上げたターニングポイントになったことは間違いありません。

彼女と付き合うようになり、彼女のことをいろいろ知っていきました。彼女は社会復帰を目指していて、積極的にアルバイトを探し、面接は受かるのですが、仕事は半月続きませんでした。

あるとき、「和孝も働いてみれば？」と言われて、一九歳のときにしていたピッキング作業のアルバイトにチャレンジしました。この頃は、恋愛のおかげか薬を飲み続けていたおかげか、外へ出かけると周りの人の声で悪口が聴こえる幻聴は治っていました。気がついたら幻聴がない自分になっていたのです。紙一重とはこのことです。

それから一年間アルバイトを続けましたが、仕事と人間関係に神経を遣い過ぎて胃が痛くなり、このまま続けたらメンタルだけでなく体も悪くしてしまうと思う状態になり、ちょうど一年で辞めました。

いったん作業所に戻った後、休憩を挟んで今度は「障害者雇用で働こう」とハローワークに通いました。職業適性検査などを行った後、面接を二社受けましたが不採用でした。このとき、これから自分が進む道として、作業所の授産事業である「漬物作り」に取り組む気持ちになり、ようやく障害者としての自分を受け入れて作業所で作業する決意に至りました。このとき二五歳でした。

●漬物作り

はじめに目標にしたことは、「一週間作業を休まずに続けること」でした。漬物作りを希望したのは、一番ハードに動く作業だったからです。ボランティアさんが主導して、職員とメンバー四人で漬物作りに毎日取り組みました。

一週間の作業を続けるなかでは、ボランティアさんの雰囲気で気が張り、〝メンタルが落ちる〟という当事者にしかわからないしんどさを何十回と経験し、メンタルが落ちた日は吐いてぶっ倒れてはその後に二日間休んだりといったこともありました。時には復調せずに、内科で胃薬をもらい、飲んで元のフラットな自分に戻り、再び漬物作りの作業に復帰しました。そうしてボランティアさんの主導のもと、なんとか作業にしがみついて一週間作業し続けることができるように慣れていきました。

やがて、「二年目には漬物作りのメンバーのリーダーになりたい」と思うようになり、二年目には念願叶ってリーダーとして認められるようになりました。ボランティアさん主導による漬物作りの作業は、ボランティアさんが高齢ということもあり、僕が入ってから三年で終わりました。今の自分を作り上げてくれた、メンタル的にも体力的にも鍛えられた三年間でした。

このとき二八歳でした。三年間の努力を天が見ていたのか、ご褒美がありました。ＮＨＫ教育テレビの「きらっといきる」という障害者の番組があり、「漬け物作りでぼちぼちと」というテーマでメディアへの出演がありました。このチャンスにより、自分の障害との闘いを漬物作りの作業を通して自己表現できたことがうれしかったです。

漬物作り四年目からは、新しい職員さんとメンバー四人で三年間、新しいお店を持ってやり通しました。ボランティアさんとの三年間の蓄積で鍛えられていたので、調子も崩すことなく、やり遂げました。

この三年間の間に、ＮＨＫ教育テレビの新しい番組である「バリバラ」へ四度のテレビ出演とＮＨＫのラジオ番組「バリバラＲ」へも二回出演させていただける機会があり、またもや自分を表現できる場をいただき、この三年間も本当に充実していました。ゲストの芸能人の方々とお話しすることもできて、よい思い出になっています。

●鍛えて歩み、思うこと

三一歳になり、作業所の一階にお店を移転しました。理事長から「これからは漬物作りをメンバーだけでやっていきなさい」と言われ、最初はかなりの不安を感じました。でも、漬物作りをするという気持ちやモチベーションは変わりませんでした。

漬物作りのリーダーとして、作業にかかわるメンバーからいろいろと悩まされることを言われることも多いですが、そのことが自分を鍛えてくれていると思います。また、自分自身がまだ回復していない対人恐怖症が関係して、作業のなかで十分にコミュニケーションがとれないことへの思いもあります。

これからも、漬物作りを僕が二五歳のときに決意した「障害者ができる範囲の仕事」ととらえて、対人恐怖症を回復するための闘病と作業を続けていく気持ちは変わりません。

僕は障害者ですが、病気と闘っているのは自分だけではありません。作業所でもみんな口に出さないだけで、口に出したらキリがなく病気のしんどさを嘆くと思います。それでも病気と闘い、作業と闘い、みんな障害を受け入れて前を向いて生きています。

「生きづらいな」「楽になりたいな」「何でこんな病気になったんやろ」「消えたいな」とさまざまなつ

らさがあると思います。でも、それは精神障害になっている方々がふと、毎日感じていることです。自分だけがこんな思いをしているのではありません。つらくなったら、同じ闘病している仲間の顔を思い浮かべてください。苦しいのはあなただけじゃないのです。同じように精神障害で苦しんでいる仲間がいるのです。

病気になって闘病一七年。自分自身の障害を受け入れ、授産事業の漬物作りをして一〇年になり、現在三五歳になりました。

僕のリカバリーストーリーはこれからも続きます。

File 12

高校入学後に変わり始めた景色

紅葉の夫・イエロー〔仮名〕（エイブルベランダBe・石川県）

異世界はいじめられっ子との邂逅から

私は、保育所、小学校、中学校と、とても平凡に輝いた生活を送っていた。精神的に落ち込むとか、嫌なこととかがあっても、時間が経つと元気になって友達と遊び回っていた気がする。友達は遊びに来たし、遊びにも行った。かなりの恥ずかしがり屋だったのを覚えているけど。小さな頃は、何もかもがそれなりにふつうだった。楽しいことや子どもならではのちょっとした悪いこと、例えばゲームセンターへ行くくらいの悪いことはしてた気がする。ひどく悪いことにはあまり興味がなかった。

同性異性の友達、親友、初めての彼女、先輩たちと、うまく楽しく過ごしていた。そう言えば、後輩とはあまり遊んだりはしなかったが、コミュニケーションはうまく取れる人間だった気がする。クラスで一番人気ではなかったけど、それなりに私のことを好いてくれる奴らがいた。

まあまあ社交性はあったし、道を聞かれても同じ町内の人の家だったら、初めて会った人でも送りますよと道を教えてあげるような人間だった。ちょっとハニカミながら、でも会話しつつ過ごせた。

それと、友達に「やさしい」と言われることが多かった。高校一年の合コンの後、女性陣の感想を電話で聞いたときも、私のことはやさしいと言われていたそうだ。かっこいいとは言われず残念だった。まあ、中学校までは男女ともに仲よくする雰囲気だった。時々、テレビの番組で仲のよいクラスメイトが一緒に出たりするけど、あのまんまだった。元気で楽しい学校しか行ったことがなかった。

それから、ゆっくりと事態は変わっていく。

普通科の高校に入ったのだが、男子は男子でかたまり、女子は女子でかたまるような、変に陰湿な学校だった。私にはそれがイマイチ理解できなかった。中学の卒業アルバムを持って来てとある女子に言われ、私が持って行って話しかけると、仲のいい感じで話さないでよとわからないことを言われた。さっぱり意味がわからない。ワケガワカラナイヨ。小学校の低学年みたいなことをしているように思えた。そのようにして、よくわからない高校生活が始まった。

ちょうどその頃、小中学校と一緒だった近所のいじめられっ子に道端で偶然会い、少し話をすることがあった。どうも寂しかったのか、その後も私の家にちょくちょく立ち寄り、話を聞いてくれと言うようになった。

会って話すくらいは別にいいのだが、その頻度がだんだんと増え、次第にほぼ毎日のようになっていった。自分がいじめられた話や不満を聞いてくれと言われ驚いた。なんでこの人は、こんなにも頻繁に私に会いに来るのだろう。奇妙な怖さが気になったのを覚えている。下宿していた大学生の従兄弟も毎日来る変な人と笑っていた。彼は来ると、こちらにはよくわからないその日あったことや報告事を一方的に話していった。そんなこと私に話しても仕方ないだろうと思った。報告してどうするの?

そのいじめられっ子と何度も話をしているうちに、一方的に話されているだけで言葉のキャッチボールになっていないことに気づいた。会話ではない。彼には、「コミュニケーションって聞いたり、話したりのやりとりだろう?」と説明するのだが、どうも理解できないようで、いつも聞きっぱなしになり、途中からはしんどくなって適当に相手をしていた。そして何かしら嫌な気持ちになっていった。めんどくさい、もう何なの?この人。

私としては、こんなに不機嫌そうに相手をしていては、彼のほうもまあちょっと話しすぎたかなと思うだろうし、そのうちやめるだろうと思ったのだけど、甘かった。家の前で立って待っていたり、付きまとわれたりもした。付きまとわれて、しまいには「俺たちは親友なんだよ」と言われたりした。んな訳ねーだろと思いつつも、その後も嫌な話をずっと聞かされた。彼は問題のある人だった。こだわりがあり、おびえているようでもあった。奇妙な部分の怖さを感じたし、拷問を受けている気がした。

●ワケガワカラナイヨ

そんなストーカー行為をされて数か月後くらいから、どうもやる気のようなものがなくなっていった。私は、スポーツが全然できない人間だった。争って何かするのがとても苦手な人間だ。いつもそうだ。そのことが関係していたかもしれない。

ただ、理系の勉強はそれなりにできて、調子がいいと数学は偏差値で六五くらい。物理が六〇くらいだったと思う。学校でもできるほうだったのだが、それがあっという間に四五ほどに落ちてしまった。

それからだった。今まで感じたことのない視線のストレスを感じて、授業中も何かから注がれる視線をさえぎるように片肘をつくようになった。自分でもよくわからず、一体何が起きているのだろうと、当時つき合っていた彼女に話したのを覚えている。

話し方も明らかにわからなくなった。話し方がわからない。何がなんだか、ワケガワカラナイヨ。ふつうで平凡で、ＮＨＫテレビの「鶴瓶の家族に乾杯」のような世界から、重く、暗く、寂しく、つらく、鬱屈し、ぼんやりした、気味の悪い、どんよりした世界に知らず知らずのうちに、いつの間にかひっそりと引っ張り込まれていた。自分でも気づかないうちに。

高校一年の冬から年賀状を誰にも出さなくなった。何かワケガワカラナイし、めんどくさかった。被害妄想もその頃から出てきた。悪口を言われているような気がした。何もかも、もうどうでもいい。


理系の勉強だけがわりとできる人間が勉強ができなくなると、自尊心を保つことはできなくなってしまった。今までだったら、からかわれてもわりと不満や反抗もできたのだが、言われるままに抵抗できなくなってしまった。初めての彼女だけがわりかしコミュニケーションをとれたのだけど、プライドがズタズタになっていくと、良好な関係はゆっくりと難しくなっていった。彼女は元気だった頃の私が好きでつき合ってくれたのだが、限界だったのだろう。大学受験の頃に別れてしまった。

そんな状態では大学生活を楽しく送ることなど不可能で、ランクを下げた大学に入学はできたが授業には出られなかった。周りに信用できるような同級生もまったくいない状態だった。対人緊張は物凄く人がいる場ではとても挙動不審な人間になった。周りを不自然に気にしている様子を人は気づく。物凄くからかわれた。人前はもちろん、家に一人でいても緊張感が強く、体中が異様に緊張していて筋肉痛のように痛かった。

しばらくして夜に幻覚が見えたときには、親もこれは何か精神的におかしいと思ったのだろう。そして、精神病院へ入院してしまった。私はもう正直に言うと、何もかもがどうでもよかった。大学、成績、単位、試験、資格、アルバイト、勉強、仕事、恩師、同級生、親友、先輩、将来、想い、理想、恋愛、昔の彼女、夢、希望、人生、何もかもがどうでもよくて、めんどくさかった。メンドクサいし、ワケガワカラナイヨだった。もう、すべてを終わりにしたかった。いや違う、もう全部終わっていると思った。

灯火が寄り添い、大きな炎をつくる

今、私はなんとか生活できる部分が増えつつあるようだ。私が自分を取り戻しつつあるのは、たぶん、いろんな人たちとの出会い、本との出会いによるものが大きいだろう。

村上龍さんの作品で元気をもらい、入院してやさしい医者、看護師に看病してもらい、医者の紹介でこころの健康センターとつながり、ソーシャルワーカーさんや仲間たちにも出会えた。仲間との遊びに出会い、見学に行った地域活動支援センターで有能なスタッフたちと出会った。そこでも仲間が増えた。怒ったり、笑ったり、泣いたり、スタッフと仲間たちと過ごした。疎外感のかけらもなかった。

そして、地域活動支援センターで出会った女性と結婚した。再び、頑張って社会に出てアルバイトに就いたがつらくなり、社会からまた福祉の世界に戻り、作業所へ行くことにした。そこで障害を持った子どもたちに会った。子どもたちは障害を持っていても元気だった。その作業所は一番長く勤めることができた。妻も同じ系列の作業所に移ったりした。医者の助言にも救われた。妻も元気になり、頑張りだした。時折、本がアドバイスをくれた。読むことで元気な頃を思い出すことができた。

時々、映画といってもＤＶＤだけど、挑戦して観ようとするも疲れて途中で二回か三回ほど休憩して、最後まで観られるときもあるし、途中で止めることもある。

実はテレビで三〇分ほどの番組なら、あまり疲れず観られるようになった。楽しめるのだ。人間、回復するものである。では、本はなぜ読めるかというと、途中で読むのをストップできるからだ。休み休み読めばいい。今は、活動時間を増やすことを目標にしている。

生活は、母と私と妻で家事や作業所の仕事を分担しているから何とかなっている。しんどいときはお互いに補いつつ、ある程度は楽しんでもいる。今、誰か欠けると、あっという間にゴミ屋敷になると思う。ただ、生活は三人で協力すれば、何とかなると思っている。

人はおもしろいものだ。人から酷い目にあったのだけど、でも、もともと私は友達と遊び回るのが好きな人間だった。私は人と仲よく楽しく居たいのだろう。寂しいのかもしれないし、それは皆同じような気も、違うような気もする。

妻は、私の病気の部分はわかるのだけど、私を見ているとどうも幸福な少年時代があったのがわかるよというような話をする。何かしらノビノビとした部分が自分では気づかないがあるのだと思う。

未来に希望があるのか?と問われたなら、今はぼんやりとした灯火のようなものを自分の中に感じることができる。消えてしまいそうな火かもしれない。でも暗闇ではない、弱いが光がある。

仲間たちも消えてしまいそうな火を灯している。でも暗闇ではない。少しずつ灯火の距離が近くなってお互いに呼びあい、結びつき、火が大きくなっていることは確かだ。強い光、炎、弱い火、もう消えそうなのもいる。でも、みな寄り添って、手を組んで、より大きな炎を作ればよいだけだ。それだけが、あればいいと日々思っている。

僕はもう、一人ではない。

File 13

青春只中に舞い降りた悪魔

真田隆幸［仮名］（神奈川県）

悩みから葛藤、葛藤から混乱、混乱から錯乱

某年三月、現役での大学受験に失敗した僕は、理解ある両親のおかげで神奈川県の県立高校を卒業後、高三の理系男子クラスのクラスメイトＡと同じ県内の予備校に通うことになった。その予備校は家から少し遠かったので、ほかに知り合いはいなかった。

前期はとにかく無我夢中で勉強した。あんなに勉強したのは生まれて初めてだった。だがそのわりに成績は伸び悩んだ。模試の志望校判定もほぼすべてＥ判定だった。あっという間に前期は過ぎ、夏期講習も終わり秋になった。

ところが、五月病もなかったのに、秋が深まるにつれて僕はだんだんと勉強をしなくなった。なのに模試の成績はアップした。成績がアップしたら嬉しいはずなのに、僕は何だかブルーな気持ちになり、友人のＡに俺を殴ってくれと頼んだ。そして、「電車を待っているときに、ふと電車に飛び込んだら楽になるんじゃないかと思うことがあるんだ」と告白すると、Ａは「俺もそういうときあるよ」と慰めてくれた。あのとき、模試の成績表を見て「スゲーじゃんか」と言ったＡの気持ちを考えるたびに複雑な気持ちになる。

一八歳のあの頃の僕には夢や希望が漠然としていて、本気でコレがしたい、アレがしたいというようなモノに出会えていなかった。大学に行こうと思ったのも、あともう少し猶予が欲しかっただけなのだと思う。

結局、将来に対する不安や人生の迷いは解決しなかった。たまたまその後、大学に合格してしまったので、火種を抱えたまま僕は大学生になった。

●テニスサークルを舞台に

四月、一九歳の大学一年生になった僕はあまり勉強をしなかった。ミーハーなテニスサークルに入り、テニスの練習やら新歓コンパ、新歓合宿、学部の新入生研修旅行などと慌ただしく過ごした。でもまあ、前期は勉強をしたほうだった。それが後期になるとまったく勉強をしなくなった。

後期のテストはほとんどカンニングだった。監視の厳しい教科でもカンニングした。別に見つかってもいいやと思った。後期の成績は散々で、カンニングをしなかった自信のあった教科でさえ凡ミスで不可というのがあった。

カンニングなんてして、それでいいなんては思っていなかった。発見されれば全教科が不可になるわけだし……。でも、本当はやっぱり見つけて欲しかったんだと思う。何が僕をそこまで追い込んでいたのか。サークル内の人間関係……。うまくコミュニケーションが取れず、恋にも行き詰まっていた。あと大好きだった祖母の死が僕の人生に暗い影を落としていた。

五月、母方の祖母が亡くなった。八八歳の大往生だったが、晩年は脳梗塞で寝たきりになり、しゃべることもできずに苦しい闘病生活を送った。僕は、倒れるまでおばあちゃんは鉄人だと思っていた。真面目で働き者のおばあちゃんがなぜこんな目に遭うのかと、神様を恨んだ。

テニスサークルには好きな女の子がいた。いつ頃から本気で好きになったかは覚えていないが、一年生の秋の飲み会では彼女の近くに座るようにしていた。

人生について悩んでいた僕に追い討ちをかけるように、今度は恋の病に陥った。飲み会とかテニスの練習の帰りとかに、何とか二人きりになるチャンスを狙っていた。ところが、彼女の側にはいつも彼女の友人とある男の先輩がいた。

彼女は女子大の学生寮で暮らしていて、今みたいに携帯電話がある時代じゃなかった。サークルに出れば必ず会えるというわけでもなく、会えるだけでもラッキーだった。

そんなことをしているうちにテニスの大会がやってきた。先輩に「混合ダブルスに出ないか？　誰と組みたい？」と聞かれた。余っている娘で特に組みたい女の子はいなかったが、それは僕の気持ちを探るもののように思えた。混合ダブルスはよく知らない女の子とペアになった。ちょっと前の飲み会で隣になり、作り笑いで楽しそうに一緒に写っている写真を少し前に先輩にもらった。嗚呼、あれが原因かと思った。春合宿も同じ班だった。この娘は僕に気があるんだと思った。

ほかの女の子からも同期の友人伝いにアプローチされて困惑した。僕が自分の気持ちをはっきりさせないために、サークル内での僕の立場は悪くなった。本当はたとえあの娘に彼氏がいたとしても、告白してしまえばよかったんだ。僕はもともと内気な性格で、自分に自信がなく、自分の考えを主張するのが苦手だった。それがいわゆる大学デビューみたいな感じで、ピエロを演じていた。

大学一年生の冬の終わり、バイト先の友人と男三人で酒を飲んだ。二次会のカラオケの後で、駅に向かって歩いていると、女子大生らしきグループに写真を撮ってくれと頼まれた。僕はそのなかの一人の女の子を見てハッとした。中学二年のときに同じクラスだったマリちゃんだとすぐにわかった。マリちゃんはボソッと「真田くん」と言った。僕はなんで君が僕の名前をと驚いた。僕は酔って知らないフリをした。友人にカメラを渡して、たばこに火をつけてひと呼吸すると、女子大生の真ん中にしゃがんで一緒に写真に収まった。「あとで電話がかかってくるんじゃない?」と聞こえた。結局、それはそのままで終わった。

春になれば新入生が入ってきて、僕は先輩になる。だけど僕はまだ「先輩」なんて呼ばれる自信がなかった。もう少し、気楽な一年生をやっていたかった。

テニスサークルでほかの人が僕の悪口やうわさ話をするのが嫌だなと感じ出したのは、大学二年生になる直前の春合宿の頃くらいからだったと思う。僕はずっと聞こえないフリをしていた。

二〇歳の僕は大学二年生になった。テニスサークルにも新入生の男女の後輩がたくさん入ってきた。かわいい元気な後輩たちがとても無邪気で楽しそうに見えて、何だかうらやましかった。恋路は完全に頓挫していた。

サークルではずっとピエロを演じてきた僕だったが、後輩ができたことで、しっかりしなきゃと少し心を持ち直した。

新入生たちの顔もだいたい覚え、交流するのにもだいぶ慣れてきた頃、飲み会の後で一人の新入生のおとなしい女の子に告白された。でも僕の心の中にはずっとあの娘がいる。僕は泣きながら帰るその後輩にかける言葉がなかった。それっきり、その娘はサークルに来なくなった。

●本と音楽、共感と同化

大学生になって習慣になっていたことは、通学中の電車で読書をすることだった。真田太平記などの歴史小説や夏目漱石、芥川龍之介、太宰治などの純文学を好んで読んだ。僕はその作家が好きになると全部の本を買ってしまう。この頃は漱石も芥川も太宰も、読み終わりもしないうちから、どんどん買った。大学二年の春から夏の終わりまでの間にエスカレートしていったような気がする。

本の中の主人公たちはどこかネクラで悩み事を抱えていて、孤独で寂しそうだった。それが自分自身の「将来に対するただぼんやりとした不安」と「恋の病」が重なって、共感してしまった。

大学二年の春四月、ロックシンガーの尾崎豊さんが亡くなった。そして五月一〇日に最後のアルバム「放熱への証」が発売された。僕は尾崎さんの歌を知らなかった。僕は「死ぬ前に人はどういうことを考えるのだろう?」と思って、そのアルバムを買った。

僕の「デカダン気取り」の火に油を注いだのは、尾崎豊さんの歌だった。その後、もう一枚、デビューアルバム「十七歳の地図」を買った。「放熱への証」は過激な描写が多かった。

当時、尾崎豊さんをすごく年上のお兄さんだと思っていたが、僕が二〇歳で、彼もまだ享年二六歳だった。

ポータブルCDプレイヤーでくり返し二枚のアルバムを聴いた。何度も聴くうちに、自分の心と尾崎さんの歌を同化させてしまった。歌を聴いてはいたたまれない気持ちになり、自分を「何て価値のない人間なんだ」と責めた。そして、また歌を聴いては自分を慰めた。

五月、大学で急に体調不良になった。高熱が出てフラフラになった。大学の最寄りの駅までタクシーに乗るほどだった。何とか電車に乗ったが、救急車を呼ぼうか駅員に助けを求めようかと思うぐらい、立っているのもつらかった。

その車両で「アレ真田くんじゃない？　顔が青ざめて具合が悪そう」などと話す女性の声が聞こえた。誰だかわからなかったが、二人組の女性のようだった。本当は立っているのがやっとだったのに、できるだけ大丈夫そうに振る舞った。いつも強がって弱みを見せるのが嫌いな僕は、駅の階段も二段飛ばしで必死に強がった。女性が話し合う声は、電車を乗り換えても遅れてついて来た。僕は車両の一番端の席に座り、頬杖をついて寝たフリをした。ハッキリ言うと、放っておいてほしかった。よいことにしろ悪いことにしろ、うわさ話はもう嫌になっていた。

なんとか家に辿り着くと、母親が心配そうな顔をしていた。

●日記に登場を始めた〝ささやき〟

あの頃の日記は、今はもうなくなってしまったので、正確な時期はわからないが、大学二年の春から初夏にかけて、自分の悪口やうわさを話しているのを聞いたときに、いつしか日記に「悪魔のささやき声が聞こえる」と書くようになった。本当にうわさしていることもあったのだろう。しかし、他人の視線が気になって、いつも誰かが見ているような、いつもどこかで誰かが自分のうわさをしていると感じるようになった。見張られているような気もした。それは知っている人だったり、知らない人のような気もした。

大学二年の初夏になると、授業に出ない日が多くなった。もう完全に勉強することの意義を見出せなくなっていた。サークル内の人間関係でも迷っていた。親しかった友人たちは、サークルの空気に馴染めずにとっくに辞めていった。ほかの同期とはあまりソリが合わずに、僕は敵を多く作ってしまった。地元が同じ同級生たちは「あんなサークル辞めちまえよ」なんて言っていたが、辞めることは逃げることだなんて考えていた。

この二〇歳の頃にはもう完全にデカダンになっていた。芥川も太宰も尾崎も、純粋な心を持っていたがみんな病人だった。心に隙があった僕は、くり返し聴く歌と陰うつな小説を読むうちに、まだ何ひとつ事を成してはいないのに、自分のことを「敗残者」だと決めつけた。白面の書生には、それらの主人公の世界が世の中のすべてで、「非力な僕には何もできない」と、あきらめに似た絶望感にとらわれていた。

大学生になって覚えたことが七つある。酒とたばことギャンブルとキセルと万引きと作り笑いとカンニングだ。

カンニングはもう当たり前のようになっていた。バイトをズル休みしたり、バイト先の商品をくすねたり、ギャンブルにお金をつぎ込んだり、友人をおとしめる嘘をついたり、もうやりたい放題だった。完全に学生の本分を忘れていた。そんな感じだから七月の大学二年の前期テストは散々の成績だった。クラスメイトがテストを受けている教室前の廊下でソワソワしながらウロウロしていることもあった。いつの間にか集中力もなくなっていた。心は少し不安定だったが、まだ眠れずに苦しむということはなかった。大学は夏休みに入った。

●夏合宿の感傷

夏休みに入ると、サークルの夏合宿代を稼ぐためにスーパーの雑貨売り場でバイト三昧の日々を送った。七月、八月で十数万は稼いだだろうか。

九月初旬、軽井沢での二度目の夏合宿がやってきた。僕は少しヤケ気味になっていた。テニスはコツをつかむ一歩手前の産みの苦しみだった。相変わらず何の進展もないまま、合宿にはあの娘も来ていた。合宿期間中は、あの娘と何かあるかもと思い、夜はいつも一番遅くまで起きていた。

何日目かの夜、彼女といつも一緒の女の子の二人が旅館の外の階段のところで座っているのを発見した。彼女はいつもポーカーフェイスだが、連れの女の子は笑顔が印象的だった。三人でたいした話はできなかった。僕には「二人にしてくれよ」とは言えなかった。それに、思いの丈を打ち明けた後で彼の話を聞くこともおそらく苦痛だった。

合宿中に同期の男女で飲んだときに、「Iくんは落ち着いたね」とか、「Oくんは頼もしくなったね」とかいう話になった。僕はある女の子に「僕はどう？　変わった？」と聞いた。するとその娘は、「真田くんは全然変わってないよ」と答えた。僕は〝君にはわからないんだね。本当はこんなに狂ってしまっているのに〟と思った。

合宿には、ボードレールの『悪の華』を持っていったが、読む気にはならなかった。故意に人目につくようにカバンの上とかに置いた。誰かに自分の心の何か――心の悲鳴に気づいてほしかった。

合宿の打ち上げ飲み会の余興では、一年生のギャグセンスのよさに驚いた。僕らのときはドッグフードを食べたり、マヨネーズを一気飲みしたりと、センスゼロだった。新しい主将と新しい副将も決まり、テニスサークルは三年生から僕ら二年生へ代替わりした。それなりの人選だと思った。でも僕は少し寂しく思った。

打ち上げの後、なんだか寂しくなって、夜の旅館の庭で一人雨に打たれて泣いていた。少し情緒不安定になっていた。

夏合宿の帰り道のバスはあの娘と別のバスだった。睡眠不足でとても眠かった。でも眠れなかった。ブルーな気分で寝たフリをしていると、先輩たちが僕の悪口やうわさ話をしていた。心が切り刻まれるような苦痛にあえぎ、寝返りを打ったりして寝たフリをし通した。

パーキングで休憩中、同期の野郎共と喫煙所でたばこをフカしていると、あの娘といつもの連れが僕のバスに入って行って、またすぐに出て来るのが見えた。僕は狼狽した。

バスが動き出すと再び寝たフリをした。先輩たちがまた僕の悪口やうわさ話をしている。僕は話をやめてほしかった。そのうちにあまりにも寝返りが不自然なので、寝たフリはバレてしまった。それでも寝たフリを続けた。しまいには、ある女の先輩が「あそこが小さいんじゃない」と言った。僕は怒りのあまり、その先輩を鬼のような形相で睨んだ。

夏合宿後も後期の授業が始まる前に大学のテニスコートで練習があった。あの娘はいなかったが、心無い「悪魔のささやき声」は聞こえていた。「この大学とももうお別れなのかな?」と何となくそう思って、大学の校舎を寂しい気持ちで眺めた。

バイト先で飲み会があった。飲んだ後、酔いを冷ましに河原に行った。ほかのバイトや社員さんには帰ってもらって、僕は泥酔して寝てしまった中年の社員さんを引き受けて夜の土手に座っていた。

どれくらい経ってからかはわからないが、「寝ているんじゃねぇか?」とか「やっちまおうぜ」というヒソヒソ話が聞こえた。

僕は怖くなったが、バイト先のカッターナイフがズボンの後ろポケットに挿したままだったので、そのカッターをチラつかせて、右に左にと往復したら、声はしなくなった。幻聴だったのだろうか。

九月一九日から大学の後期授業が始まった。僕は心を入れ替えて真面目に勉強しようと思った。しかし、不眠と徘徊はエスカレートしていった。

自由が丘での飲み会の後、独りぼっちで夜の街を、心の中で自問自答しながら歩いて多摩川に行った。上流を目指して河川敷を歩いた。二子玉川でコンクリート壁に阻まれて、今度は下流を目指した。誰かが後ろからついて来ているような感じがした。とにかく逃げるように早足で歩いた。いつの間にか忍び寄っていた「幻聴という本物の悪魔のささやき声」と闘いながら……。

●加速する異状

初日夜：渋谷〜代官山

初秋のある夜、渋谷で同期の野郎共と酒を飲んだ。何とか終電に乗り、数人で友人の家を目指した。僕の嘘のせいで恋破れた一人が、酔っ払った勢いで僕を罵った。堪えられなくなり、代官山で電車を降りた。最終列車を見送った後、駅の階段を上るときに涙が溢れ出た。僕の居場所はどこにもないと思って、何かの答え……自分の居場所？を探すように、何かから……人生に掛かる黒い影から逃れるように、早足で夜の東京の街を徘徊した。すごく高いビルや塔があるなと思った。行ったり戻ったり歩きながら、心の中で自問自答して勝手に納得したり不安になったりしながら一晩中歩いた。

二日目朝：新橋

朝になった。すごく眠かったので、アスファルトの上に寝転んで丸くなった。朝陽が背中をつついた。その辺りはどこも工事中だった。通りすがりのおじさんに近くの駅を聞いた。駅はＪＲ新橋駅だった。前の晩一緒に飲んだ同期の男が「渋谷にいるから来てくれ」と言うので、山手線で渋谷に向かった。今考えると、それが初めてはっきりと聞こえた幻聴のような気がする。

山手線の内回りと外回りを知らなかったために、何度も列車を乗ったり降りたりをくり返した。パニックに陥って、自分がどこにいるのかわからなくなった。でも何とか人に聞いて渋谷駅に辿り着いた。同期の男と女の子たちは「電車賃を貸してくれ」と言う。お金がなくなったので、オレンジカードでいったんキップを買って換金した。東横線の渋谷駅で彼らの分のキップも買って、なのに改札口の端に落として、そのまま僕は横浜に向かった。

二日目昼：横浜

横浜に着くと雨が降っていた。フラフラと街をフラつき、帷子川のほとりの階段に座った。パーカーのフードを被っていたし、Ｇジャンも着ていたので、寒くはなかった。たばこをフカしながら、流れる川面と行き交う人々の姿を眺めていると、自分ひとりだけが情景から飛び出しているように感じた。

今度は「カプセルホテルの四××号室に居るから来てくれ」と、サークルの先輩の声がした。僕はカプセルホテルを見つけて、フロントに「四××号室に先輩がいるんです」と言うと、「四××号室なんてありません」と言われた。別のカプセルホテルの場所を聞いて、そこに行った。同じように「四××号室に先輩が泊まっているんです」と言った。ところが、呼ばれて来た人は三〇～四〇代の知らないサラリーマンだった。

あきらめて帰ろうとすると、ほかにも人がいて宴会をやっているようだった。家に帰ろうとすると得体のしれない声に引き戻されて、電車に乗って行ったり来たりをくり返してばかりいた。そういえば、横浜線のある街中を徘徊して駅のベンチで新聞紙にくるまって朝を迎えたこともあった。すごく寒かった思い出はあるが、眠ることはできなかった。

二日目夕：自由が丘

いつの間にか自由が丘に来ていた。元同じサークルの友人の服の買い物につき合った。その後、誰かにそばにいてほしくて、「今夜、泊めてくれないか?」と頼んだ。彼はOKしてくれた。彼のアパートにいても落ち着かなかった。たばこを吸うたびに外へ出て、ブツクサと独り言を言っている僕を見て、彼は心配しているようだった。人混みでは頭の中で会話していたので、ブツブツと独り言を言っていた記憶はあまりないが、このときは友人の部屋の外の外灯の下で確かに何かブツブツと言っていた。

僕は「やっぱり帰るよ」と言った。彼は自転車を引いて駅まで送ってくれた。その道すがら僕は自問自答していた。「なぜ人は争うのか? 愛とは何か? 人の存在の意味は? 僕は何のために生きているのか?」。友人と一言もしゃべらずに、歩きながら独り瞑想していた。そして、究極の真理を見つけたような気がした。「人は独りでは生きていけないものである。祖父母がいて、父母がいて、僕らがいる。先生がいて、先輩がいて、同級生がいて、後輩がいる。このつながりが運命であり大切なことで、世の中は他の生物を含めてみんなつながっていて、この地球上で共存していかなければならない。なぜならば僕たちは皆、このかけがえのない母なる大地、地球が産んだ兄弟なんだ。僕らは地球と一体なんだ」と思った。

そんな当たり前のことを、物事の真理をつかんだと錯覚して、やや躁状態の僕は独り納得していた。

その友人はその後どうなったか？　やさしくていい奴だった。ほかにもいい友人はたくさんいた。地元が一緒の三人もそうだ。「あんなサークル辞めちまえ」とか、僕の素行不良を心配してくれた。地元の友人たちはよく勉強する優等生で、サークルの同期は遊び人風の奴が多かった。

いつどんなときも、間違ったことをしていると正しいアドバイスをしてくれる人がいるものだ。ただ自分の心が内に深く入ってしまうと、死角に入って見えなくなってしまうのだ。若くて人生経験の浅かった僕も、助言してくれる友人を知らず知らずのうちに死角へと追いやってしまっていた。

くり返す自問自答によって、僕は自分をどんどん逃げ道のない袋小路へと追い込んでいった。真理をつかんで壁を突き抜けたと感じたのも、実のところは錯覚だった。僕は幻聴に翻弄されながら、ますます混乱していった。

二日目夜～三日目朝：横浜―天王町

達観したような錯覚の後、友人と別れ東横線に乗り、横浜で降りた。そして、約二〇キロを歩いて帰ろうと東海道を下ったが、いつの間にか東海道を逸れて人通りのほとんどない住宅街を歩いていた。長い坂道を登った。ちょっと疲れが出て、坂の上で電柱に寄りかかって座って、たばこに火をつけた。電柱に寄りかかったまま外灯に照らされて、数時間そこにいた。

中学の同級生いじめっ子の男女は、「今、車で向かっている」と言っていた。どうしても小便がしたくなって、自治会館の横で立ちションをした。すると「爆弾を仕掛けた」とか「助けて」とか聞こえた。僕は逃げるようにそこを後にした。歩道橋を渡る時にとても美しい朝焼けを見た。疲れたのでシャッターが降りた店先に座っていた。店のおばちゃんがシャッターを開けに出てきたので、退こうとしたら「良いのよ」と優しく言ってくれた。僕は近くの駅の場所を聞いて、そこを立ち去った。近くの駅は相鉄線の天王町駅だった。電車に乗りいつものようにひとつ前の駅で降りた。

駅から少し歩くと、ノロノロと白っぽい車が一定の距離を取ってついてきた。僕は嫌な予感がしたが、知らないフリをした。少し酒に酔っているようなフリをした。駅から四〇〇～五〇〇mの、孟宗竹と樹がうっそうと生い茂った場所に来ると、車が真後ろまで近づいて、バタン、バタンと、ドアが勢いよく開く音がした。僕は振り返らずに全速力でダッシュした。その瞬間、目の前の空に稲妻が走り雷鳴が轟き、激しい雨がザーと降ってきた。

僕は雨の中を死に物狂いで走り、二本目の角を左に曲がり、坂を駆け上がった。そして物陰に隠れて、車が行くのが見えてから、元の道に戻って、家まで藪や植え込み伝いに進んだ。雨降る茂みの中で、今起こった不可解な出来事を整理した。今すぐ帰るのはよくない。そう思ってしばらくそこで待機した。

一～二時間くらい経っただろうか？　僕は家の裏口を目指した。家まであと一五〇mくらいだった。ブロック壁をジャンプして降りて、物置小屋を静かに開けて中に入った。床にスポーツ新聞を広げて横になった。本当に眠かった。どれくらい物置小屋にいただろう？　僕がドタッと物音を立てたので、母親が来て見つかった。母はけげんそうな顔をしていた。確かじゃないが、車につけられてから物置小屋にいる間は、あまり幻聴は聞こえていなかったような気がする。

●「もうそこまで来ている」

いつの間にか入院のXデーの一九九二年一〇月八日になっていた。その日が家に帰ってきた日なのか、数日後なのかはわからない。家に帰ってきて一番初めに考えたことは、いつさっきのヤツらがまた襲ってくるか？　ということだった。母親には電話には出るなと言って、ピリピリしていた。新聞をチラッと見ると阪神が負けていた。

僕は部屋に行くと、オイルヒーターのスイッチを入れて、ヒーターにしがみついた。そして、床に這いつくばるように横になった。母親には寝ると言って部屋に来たのに、寝返りを何度も打つだけで、まったく眠れなかった。

すると、またいつの間にか幻聴が聞こえてきた。家の中まで盗撮盗聴がされているような気がした。僕は落ち着かなくなってきた。しまいには中学のいじめっ子の同級生の声で「爆弾を仕掛けた」とか、誰かが「助けて」とか聞こえた。

ずっと床に這いつくばっていたが、「今からお前の家に行く」と聞こえたので、僕はお母さんだけは守らなければと思い、台所に行った。僕はうたた寝をしていた母親に「寝ていやがる」と言ったらしい。頭の中で幻聴と会話しながら台所をウロウロしていた。電話が何度も鳴るので出たが、何も言わないので「ガッデム」と言って切った。「今、向かっているから待ってろ」と、幻聴はますます僕を苦しめて、遂には「今から殺しに行く」と聞こえた。「お前らを殺す」と、僕と母親の危機が迫っていることを僕に告げていた。幻聴は「もうそこまで来ている。」僕は「殺す」という言葉にとてつもない恐怖を覚えた。耐え切れなくなった僕は、裸足で家を飛び出していた。僕はこんなに速く走れる自分に驚いた。地の果てまで走って行けそうな感じがした。

僕は交番に駆け込んだ。「死にたい」と言ったらしいが、助けて欲しかった。警察官が本気にしないので、僕は腹に隠して持って来た包丁を見せて、「精神病院は何処ですか?」と言った。警察官たちもやっと事の重大さに気がついて、「すわっ!」となった。こうして僕は警察に保護された。警察署でどうしてこんなことをしたんだと聞かれて、はじめは答えなかった。「阪神が負けたから」とウソをついたら、警察官に怒られた。結局、幻聴が言うなと言うので、幻聴のことは話さなかったような気がする。

精神病院に入院したが、僕の幻覚妄想状態はすぐには治まらなかったらしい。電気ショックを七回やって、やっと幻覚妄想が消失したらしい。二か月で退院したが、強い薬で常に朦朧とした状態だった。入院中のノートには「ココにいる人たちはみんな心が綺麗な人たちです」と書いてあった。僕は早くまた元の暮らしに戻りたいと思った。

一九九三年四月、二一歳の大学三年生になった僕は春から大学に戻った。ところが、授業が始まると、全然ついていけなかった。まったく理解できないこともあった。元のように戻りたいと思ったが、現実とのギャップは激しく、僕は落胆して大学を辞めた。

生きていれば、これからもよいことがある

初めての入院から四年経った一九九六年六月、二四歳のときに足場屋の鳶のバイトを始めた。カラフルな作業着を着て、いろいろな現場に行けて、毎日がとても楽しかった。だけど薬を飲まなかったり、お酒を飲んだりして、体調を崩してしまった。

二五歳の一九九七年三月、再入院した。再発した本当の理由は、二〇歳の頃のことを思い出して、僕を狙ったのは北朝鮮とかオウム真理教じゃないかと思って、怖くなったからだった。混乱が進むと、神様に命を狙われているような気がした。神様に殺す価値の無い人間だと思ってもらいたかった。とにかく何とか勘弁して欲しかった。退院まで五か月かかった。強い薬を打ったので記憶がぶっ飛んだ。入院

中のことはあまり覚えていない。

一九九七年の二五歳から二〇〇四年の三二歳まで調子が上がらない時期が続いた。外来とコンビニくらいしか外出しなかった。

二〇〇四年の二月、多弁多動傾向が酷くなり、四か月間入院した。このときは三〇代になり少し焦ってしまった。入院生活はタバコも自由に吸えないし、保護室では水も自由に飲めないし、何かと不自由だった。だが、いつか病棟内のことを冷静な目で見たいと思っていたので、よい機会になった。今回の入院では話せる良い友人がたくさんできた。僕は退院後にデイケアに通った。その後、多くの友人もデイケアに通った。その友人を足掛かりにデイケアでも友人が増えた。その友人たちと花見をしたり、花火大会に行ったり、野球観戦に行ったり、コンサートに行ったりと交流を深めた。友人たちとの交流はかなりリハビリの助けになったと思う。

●文集づくりが自信に

三三歳の二〇〇五年の一月より毎月、デイケアの会報に自作の文章を載せるようになった。このことは僕の転機になったと思う。自分の意見や考えを主張するのが苦手だった僕が、毎月投稿作品を発表して、それに友人や母親が感想を言ってくれるので、スゴく遣り甲斐を感じたし嬉しかった。

三七歳の二〇〇九年四月からは、担当スタッフの下でデイケア新聞を作るようになり、ますます投稿作品も頑張った。友人のアドバイスで投稿作品を纏めた文集も作った。二〇一一年に「あの雨降りの日々にサヨナラを」、二〇一五年に「ステキな馬鹿になりたくて」という二冊の文集ができた。これは力というか……自信になった。

他にもオチャラケで、「ボクのアタマはお花畑」と、「ボクの中のキミ」というカラーイラスト付きの文集も作った。文章を書くことが苦手だったはずの僕が、いつの間にか文章を書くことが趣味のようになって、自分の感じたことを素直に文章にできるようになっていた。

デイケアでは、ソフトボールにも力を入れている。二〇一一年からは試合のデータを集計してみんなでタイトル争いをして、よりソフトボールが面白くなった。四一歳の二〇一三年九月から作業所にも通うようになった。

作業所ではクッキーを作っている。二〇一六年一月現在では、クッキー作りにはだいぶ慣れた。あと作業所にもソフトボールのプログラムがあったのが嬉しかった。大会を目指して仲間と一緒に練習することは楽しい。現在は週二で作業所、週三でデイケアに通っている。

僕が病気になった一九九二年頃、家にはアランという犬がいた。アランはいつも元気な犬だった。アランは僕の家族であり、一番の友達だった。一九九六年九月にはサクラという犬が来て、二〇〇一年一〇月にアランが亡くなるまで、家には二頭の犬がいた。二〇〇六年には五匹の野良猫の兄妹が家についた。サクラは二〇一五年八月まで一九年二か月も生きた。別れは何時もツラいが、犬も猫も可愛らしくて癒しになる。彼らにどれ程心癒されたことだろうか。

僕の先輩に、病気を治せば君なら働けるとか、今のうちに病気を治しましょうとか言う人たちがいる。まあ状態が安定するようにしなければいけないとは思うが、いつしか「治す」というのはちょっと違うかなと思うようになった。障害を持ってしまったことは、不幸なことだけど罪ではないので、それを認めて、障害とうまく付き合っていくしかないなと、三〇代になって思うようになった。

僕が病気になってから母親が二度がんになったり、隣に住んでいた伯母さんが亡くなったり、父親がカテーテルをやったり、前立腺がんになったり、去年も母親が胆嚢摘出手術を受けたりと、いろいろと大変なことがあった。僕は相変わらずノーテンキにマイペースな暮らしを送っているが、洗濯にしろ食事にしろ親に依存していることがちょっとだらしないと思っている。

一〇年、二〇年前と明らかに違うことは、親が確実に年を取ったということだ。親の負担を減らすために、やれることは自分でやって、もっと家のことを手伝わなければと思っている。一人で暮らしているのではなくて、家族で生活しているのだから。

人生、つらいこともあるだろうが悪いことばかりじゃない。今の暮らしがいつまで続くかはわからないが、生きていればこれからもよいことがあると思う。そう信じてこれからもがんばりたい。

医学解説　佐竹直子（精神科医）

環境の変化は、誰にとっても大きなストレスです。たとえ希望の学校に入学し期待に満ちた状態にあっても、通学の行程や手段が変わり、新しい学校でのルールを覚え、初めての友達に馴染むなど新たな生活が自分の一部となるまで肉体的にも精神的にも負担がかかる状態が三か月から半年くらいは続きます。誰もがやっていることだから「ふつうのこと」と思いがちですが、実はその間さまざまな変化への対処を行っているのです。嬉しい変化であっても大きなストレスがセットになっています。

進学以外でも、たとえば結婚や転居においても同じようにストレスがかかります。愛する人との新婚生活も、好きだからストレスがないなんてことはありません。相手との生活習慣の違いを受け入れて、新しい生活パターンをつくるという苦労があり、そこにはストレスが伴います。念願だった新築の家に引っ越しても、通勤方法が変わる、学校を転校する、ご近所さんと新しい人間関係をつくる、日用品を購入する場所を探す、その地域のゴミ出しの方法を新たに覚えるなど、些細なことと思うかもしれませんが環境の変化にはそのなかにいろいろなストレスがあり、それらが重なりストレスがたまります。

●高校、大学と進むほど求められる「関係づくり」

ここに紹介した多くの例は大学入学前後のエピソードです。大半の人は中学卒業までは地元のすでに顔見知りの人間関係のなかで、みんなが同じカリキュラムによる授業を受ける、変化や選択の少ない学校生活を送ります。しかし、高校、大学と進んでいくにつれ、自主性に基づいて生活を送ることが求められます。高校生くらいまでは、学業も私生活も、うまくいかないときは先生や家族がサポートしてくれますが、大学では自分から困りごとを周囲に相談して解決することが必要になってきます。自分から積極的にコミュニケーションをとっていかなくてはなりません。

人間関係においては、中学、高校のように同じ教室で一日の大半をともに過ごしながら仲間になっていく関係の築き方から、さまざまな生活の場面で関係性をつくっていく、たとえばゼミの仲間、サークルの仲間、アルバイト先の仲間というように、いくつかのグループに所属し、自分の生活のなかでのバランスを考えながらそれぞれとの関係をつくり保っていくという、それまでに比べて複雑な人間関係の築き方を要求されます。

大学に入学する以前から人間関係が苦手だった人にとっては、これはけっこう難しいチャレンジになります。関係づくりがうまくいかないと、大学という場所に所属していながらどこにも居場所がないような、帰属感の乏しい状態になってしまいます。孤立感が生じ、自信がなくなり、しだいに混乱していく、このようなパターンに陥っていきます。

高校、大学と学年が上がっていくほど、学校生活ではいろいろな人から情報をもらったり相談をしたりしながら、勉強し進級していくことも必要になります。人間関係を築けていない状況では、人に尋ねることや頼ることもうまくできないため、「なんとか自分で解決しなきゃ」と自分自身にプレッシャーをかけ、そしてうまくいかないと「自分はダメだ」と自信を失う。これもストレスとして積み重なっていきます。

●「家」が癒してくれていた一面

親元を離れ一人暮らしを始めることも、時に大きな負担となります。学校生活で疲れて帰ってきたときに温かく居心地のよい家があり、時間になればおいしい食事が出てくることは、その生活をしているときにはわかりにくいですが、受けたストレスを癒すカギになっていることは多いです。親にうるさくいわれない自由な一人暮らしは、反面、相応の負荷がかかっていることは見逃せない点です。

そして、この時期には恋愛や就職といった、人生の大きな選択や決断を迫られる出来事が重なります。それぞれのエピソードにも表れているように、きっかけとなる出来事からさまざまなストレスに見舞われやすいのもこの時期の特徴です。統合失調症の発症にも至りやすいため、好発時期といわれています。

3

学校や職場での「いじめ」

File 14

ゆっくり溜まり、水は溢れた

戸辺博之（地域活動支援センター　ピアスタッフ・千葉県）

"いつまでも一人"に入り込んだ悪意

「統合失調症」という言葉を耳にしたとき、どんなイメージを抱くでしょうか。「よくわからない」とか「怖い」などのイメージがほとんどかと思います。私は実際に自分が統合失調症になるまで、その病名すら知りませんでした。

よくこの病気は、「一〇〇人に一人くらいの割合で誰もが発症する可能性がある」といわれます。ある意味ではそれくらいありふれた病気で、これだけ多くの人たちが実際に苦しめられているにもかかわらず、なぜ正しい理解がされていないのか。理解どころか、症状によっては、本当につらいときに「症状」として見られず、「人格否定」もされてしまう。私たち当事者は、人として破綻しているわけではなく、ただ「見えない病気になっているだけ」なのです。私は、当事者がこれほどまで無理解な状況におかれている現状に強い憤りを覚えます。本来の病気の症状以外の余計な苦労を強いられていると思っています。

今回、執筆依頼をいただき、貴重な経験になると思い快諾しました。ですが、執筆のなかでは葛藤もありました。自分の体験が不特定多数の人の目に触れ、文章という形で残ることへの恐怖からです。多くの人々の目にどう映るのか、とても不安です。

こうした体験談は、時として「病気を克服した成功体験」のようにとられますが、私にとってそれは必ずしも嬉々として語れるものではありません。自分自身を語るということは、今の自分を形作っている非常にデリケートな部分を開示するということです。同時に、発症した当時の自分、症状に支配されていた自分を思い出し、それによって起きた失敗や恥ずかしい過去もまとめて何度も咀嚼するような、とても大変な作業です。私の場合はそういった苦しい作業を経て生まれてくるもの、泥臭くて苦しみを伴うものなので、多くの人たちに読まれる文章として残ることへの抵抗、恐怖感が一方ではあるのです。

しかし、苦しみながらももう一度自分の心の中を旅してみることで、何か新たな発見があるかもしれないと思いました。さらに、私を含む多くの人たちが悩む統合失調症への社会の理解に少しでもつながるならと思い、執筆を決意しました。

私は統合失調症になって一五年ほどになります。高校三年生になって間もない時期に発症の瞬間は訪れましたが、今振り返ってみると、そこに至るまでの高校入学時からの負の感情の積み重ねが発症に関係していたように思います。

比較的恵まれた環境で育った甘えん坊の子どもでした。小中学校の頃は体も小さく弱かったためか、時々イジメられることもありましたが、どのクラスにも必ず一人はいるような子どもだったと思います。学校はあまり好きではありませんでしたが、仲のよい友達もいて、成績は真ん中かそのちょっと下くらいでした。イラストを描くのが好きで、空想の世界にふけることが多く、友達と遊ぶのも好きでしたが、一人でも楽しく過ごせる一面もありました。将来は絵を描く仕事に就くことを夢みていました。

そんな私が、高校への進学を機に周囲とのコミュニケーションに違和感を覚えるようになりました。それまでは初対面の人に対しても自然と話しかけることができたのですが、まったく新しい環境になったときに、自分をどう出していったらいいのか、どんなふうに話しかけていったらいいのかがわからなくなり、新しい人間関係を築くことに消極的になっていました。

消極さは入学から時間が経っても変わらず、いつも独りぼっちでいるような状況でした。時々話をする人はいましたが、友達と呼べるほどではなく、心を許して何でも言い合える関係ではありませんでした。そんな状態が続き、私はだんだんと一部の人たちからイジメのターゲットにされていきました。過去にも多少同じような経験があったので、「ああ、またか」と思う程度でしたが、中学生のときとの大きな違いは相談できるような友達がいないことでした。

●二人の自分

孤独感を抱え、「自分はふつうにしているだけなのに、なぜ周りから攻撃されるのだろう」と悩みながらも誰にも相談できず、自分の中に溜め込みながら一年が過ぎました。

二年生に進級してクラス替えしても状況は変わりませんでした。自分に何か変化を起こしたいと思い、部活動を始め、アルバイトも始めました。なんとか自分らしくいられて、自分を発揮できる居場所を探していたのかもしれません。部活とバイトをしている時間は自分らしくいられ、周囲から攻撃されることもない、安心で楽しい時間でした。

しかし、そのなかで新たな悩みが生まれました。「部活やアルバイト中の元気で明るい自分」と「クラスにいるだけでイジメられている自分」、二人の自分があまりにかけ離れていて、本当の自分はどこにいるんだろうとその狭間で悩み始めました。

当時、親には心配や面倒をかけたくないとの思いから相談できず、家では強がっていつもと変わらない振りをして、部活仲間にも相談はしませんでした。部活中は嫌なことを忘れて楽しみたい、イジメられているのはカッコ悪いという思いもありました。

当然、明るく元気な自分でいたいと思っていましたし、そちらの自分のほうが好きだったので、やがて私は「クラス内の自分」を否定するようになり、「今のイジメられている自分は本当の自分ではない」と言い聞かせながら、その時間を耐え忍ぶようになりました。しだいに、「なぜ、いつでも自分らしくいられないんだろう」とさらに強く葛藤するようになりました。自分の居場所ができたことは嬉しいことでしたが、そのことによってクラスに居ることがよりつらく感じるようになっていました。クラスメイトは知らないはずの部活やアルバイト先での自分を知られ、攻撃されるのではないかという恐怖心もありました。

ある日、その恐怖心がピークに達し、私はクラスの教室に居られなくなり、保健室に逃げ込みました。養護教諭に思わず、「クラスに戻るのが怖い」と打ち明けると察してくれて、保健室内をカーテンで仕切り、一人でゆっくりと過ごせるスペースを作ってくれました。

数日間、そこで本を読んだり、好きなイラストを描いたりして過ごしながら、時折養護教諭に自分のつらかった気持ちなどを聴いてもらって少しずつ気持ちが安定していくのを実感していました。当時、誰にも相談できずにいた私の話をじっくりと聴いてもらえたことで、再びクラスに戻ってみようと思えるようになってきました。保健室を出ていくときに養護教諭からこんなことを言われました。「初めて会ったときから、とても繊細な子だなと思っていた。もしかしたら、これからも自分の力だけではどうにもならない悩みにぶつかることがあるかもしれない。そういったときに病院の精神科に行ってみるということも覚えておいて。あそこはいろいろな相談にのってくれる場所でもあるんだよ」。

養護教諭が精神科についてどういう知識を持っていたかは知る由もありません。あるいは、教諭から見て、このときの私の状態に何かしらの異常があらわれていたのか、兆候がみられたのかはわかりません。当時の私は、「なんでそんなことを言うんだろう?」「自分には関係ないと思うけど」と頭の中に?マークが浮かぶだけでした。

その後クラスに戻っても状況は好転せず、三年生に進級しました。アルバイト先の店長が替わり、うまくコミュニケーションが取れず、ミスも多くなりよく怒られるようになってしまったり、そのバイト先で想いを寄せていた人にフラれてしまったりと散々なことが続きました。しかし、いちばんつらかったのはやはりイジメでした。三年になって一部のクラスメイトから受けたイジメが最も精神的に追い詰められた出来事だと思っています。

さまざまな人から攻撃を受けた結果、自尊心が失われて「自分はそういう扱いを受ける人間なんだ」とあきらめて、誰かに助けを求めることができなくなりました。お世話になった養護教諭にも相談できず、担任の教師はイジメの現場を見ても何もしてくれませんでした。親にはとにかく学校を休むなと言われ続けていて、逃げ場が無い状況でした。

私はどんどん精神的に追い詰められていきました。「誰も助けてくれない」という思いのなかで養護教諭の言葉を思い出しました。もしかして、精神科に行ったら誰か助けてくれるかもしれないと思い、母に「精神科に行ってみたい」と言うと、返ってきた言葉は「そんな所に行ってどうなるの」「そこに行くまで学校を休むつもりでいるんでしょ」と聞き入れてもらえず、受診には至りませんでした。

●張っていたものが切れた

「自分は絶対どこかおかしい」と思いながら学校に行き続けるなかで、発症の瞬間は訪れました。その日もアルバイト先で怒られて帰宅したとき、自分の中でずっと張っていたものが切れてしまった感覚がありました。私は持っていたカバンを壁に投げつけて気が狂ったように叫び暴れました。怒りなのか悲しみなのか、自分でもわからない強い感情が溢れ出し、コントロールがきかなくなり、泣き叫びながら「助けて助けて」と言っていたような記憶があります。泣いていたかと思えば突然ピタっと止まり、「大丈夫大丈夫、なんでもない」と言いながら笑い出し、その後また泣き叫びのたうちまわることをくり返しました。兄にしがみつき、「助けて助けて」と泣いている私に対し、ふだん冷静な兄が「頭痛薬を飲み過ぎたんじゃないか」と慌てていて、母はただぼう然としていたように記憶しています。そういえば、この出来事の前の数日間はひどい頭痛に悩まされ、市販の頭痛薬を頻繁に飲んでいた気がします。おそらく兄はそのことを知っていたのでしょう。

その後のことはよく覚えていません。この数日後に父に連れられて、脳神経か何かの町医者のところへ行きました。このときもずっと精神科に行きたいと主張し、その医者にはろくに話もせず、怒られて帰ってきました。

後日、ようやく総合病院の精神科に一人で行くことになりました。両親は精神科に行くことを強く反対していました。父は「そんなところに行ったら、閉じ込められて出てこられなくなるぞ」と言っていたような気がします。当時の私は、今の環境から避難できるなら、今の自分の中に起きていることが何なのかが少しでも明らかになるのならと、藁をもつかむ思いでした。精神科に行ったらきっと楽になれるという確信めいた思いもありました。養護教諭からのアドバイスもずっと覚えていて、「こんなにつらいのは何かの病気に違いない」という気持ちがあったのかもしれません。
数回の診察と心理テストを経て最初に告げられた病名は「不安神経症」でした。その後、主治医が数人替わるなかでいつの間にか「統合失調症」になりました（当時はまだ「精神分裂病」と呼ばれていたかもしれません）。病名を告げられ、ホッとしました。変な話ですが、自分が病気だとわかり安心したのです。その気持ちの裏には「病気だったら薬を飲めば治る」という思いがありました。私は主治医にとにかく薬が欲しいとお願いしました。主治医はとても困った様子で、あまり薬を出したくなさそうでしたが、しつこくお願いすると渋々処方をしてくれました。また、「診断書を書くから学校には行かなくていい」と言われ、本当に救われた気がしました。

後日、母と二人で学校に行き、事情を説明して診断書を提出すると驚きの答えが返ってきました。面談した教師は言いました。「精神的なものでは診断書として認められない。だってお前がウソをついているかもしれないだろ」。その後のことはよく覚えていませんが、私は一年間の休学という選択をしました。退学しなかった理由は、両親が高校だけは卒業しろと言っていたこと、また、休学という形でも学校とつながっていたほうが後々転校という選択もできるからでした。

投薬治療が始まってもつらさは消えず、副作用という新たな悩みもでき、私は「自分はこのまま一生苦しみ続けるんだ」と絶望感に打ちひしがれ、自傷行為をしたり、「なぜ自分がこんな思いをしなければならないのか」と、怒りから家の中で暴れたりもしました。主治医から何度か入院を勧められましたが、両親は精神科の病棟には入院させたくないという思いがあったようで、ずっと自宅にいました。このときも父は、「精神科病棟に入ったら、博之はもう出てこられなくなる」と言っていたような気がします。

季節は夏でした。周りが夏休みに入り、明るい気持ちになっていくなかで、私は一人、自分が暴れて割ったガラスの飛び散った真っ暗な部屋で、深い深い絶望の淵《ふち》に沈んでいきました。

何度も振り返ることで、今を肯定できる

統合失調症は、きれいに消えてなくなる病気ではありません。当事者であれば、誰もがつらい症状を抱えて長期間にわたり苦しみます。私も例外ではありません。休学していた一年間、臨床心理士との面談を経て少しずつ落ち着きを取り戻していきましたが、元のように学校に通える状態にはほど遠く、通信制の高校に転校することになりました。

その後一年間、多くの人の力を借りてなんとか卒業に漕ぎ着けたものの、卒業後も体調がよくならず、半ひきこもりのような生活に入りました。当時の私は自分のおかれた状況を嘆き、それまで自分に危害を加えてきた人たちに対し非常に強い憎悪の念を抱いていました。

そんな私に変化の兆しが訪れたきっかけは「仲間との出会い」でした。初めてデイケアに通い始めたのは二〇歳前後の頃だったと思います。それまで私は「こんなにつらい思いをしているのは、世界中で自分だけだ」と思い込み、同じ病気で苦しんでいる人がいるなんて想像することもできませんでした。そう思い込んでいたので、デイケアで活発に過ごす人たちを見たときは本当に驚きました。「この病気でもあんなに元気になれるの？」と思いました。同時に「でもどうせ、あの人たちは自分よりつらい思いをしていないんだ」とも思いました。

しかし、そんな思いも少しずつ変化していきました。デイケアで仲のよい人ができると、とても楽し

い時間を過ごすことができ、まるで自分があまり経験できてこなかった楽しい学校生活をやり直せているような感覚でした。その仲間から、発症するまでのつらい経験や症状によって苦労していることを聴かせてもらうこともありました。

さまざまな話を聴いていくなかで、「それぞれがみんなつらい経験をしてきているんだ。どちらがつらかったかなんて比べるものではないんだ」と思えるようになり、「そのつらかった体験を共有しつつ笑っている〝今〟がある。そんな〝今〟もありなんだな」とも思いました。それは絶望と憎悪しかなかった私の心の端の端のさらに隅のほうに起きた小さな小さな変化でした。

●絵描き、仲間

その後も体調は乱高下し、デイケアと半ひきこもり生活を行ったり来たりしました。自宅ではずっとイラストを描いていました。空想の世界に入ることでつらい気持ちから少し離れることができ、作品を仕上げると心の中が少し整理されるような不思議な感覚がありました。

そんな生活が長く続き、二六歳くらいのときに地元の事業所に通所するようになりました。そこでさまざまな当事者が参加するイベントがあることを知り、積極的に参加するなかで「ピアサポート」という言葉や「ピアスタッフ」という存在を知りました。それからだんだんと興味を持ち始め、ピアスタッフになるための研修を受ける機会にも恵まれ、多くの人の縁で二八歳のときに現在の職場（地域活動支援センター）にピアスタッフとして採用されました。

私自身、社会経験がまったくなかったので今もわからないことだらけですし、失敗してばかりです。ですが、そんなところも含めて自分らしく働くことができています。

本稿の冒頭で、自らの体験を語ることの苦悩についてふれました。悩み、苦しみながらも私が体験を語ることをやめないのは、過去の経験を「ただつらかった過去」にしたくない思いと、過去をくり返し振り返ることで、その過去を違った角度から見られるようになり、そこに何らかの意味を見出せるようになるからです。それをずっとやってきたことで、私は私の〝今〟を少しずつ肯定できるようになってきました。もちろん、なりたくてなった病気ではありません。発症しなかったら別の人生があったでしょう。しかし、それを望んでも、病気の犯人探しをしても、症状はよくならないことをこの一五年で学びました。

私は今の自分を肯定し続けるために、これからも悩み、苦しみながらこの活動を続けていきたいと思っています。そういった意味では、私もまだまだリカバリーの途上にいます。今は、たとえ障害があっても豊かな人生をおくることができると信じています。それぞれの当事者がそれぞれのストーリーを語る本書が統合失調症の理解につながり、さらに現在苦しい状況にいる当事者の心に、少しでも希望の光が差すことを願って私の体験談を終えたいと思います。

File 15

不法行為と対立し村八分、洗脳

山根耕平（浦河べてるの家・北海道）

悪はびこる巣窟で正常さを失っていった

私の子どもの頃の夢は、自動車の設計者になることでした。幼稚園の頃にはやっていたスーパーカーブームのときには、当時あこがれていたランボルギーニカウンタックのようなスーパーカーを作りたいと思い、中学生の頃にホンダがＦ１で快進撃をしていたときにはホンダでＦ１カーを作りたいと思い、大学に入って自動車免許を取ってからは、世界中の家族が安心して乗れるファミリーカーを作りたいと思っていました。

大学時代は、エンジン研究を専攻して自動車の研究・設計の隅々まで勉強しました。そして念願叶って一九九六年四月に某自動車会社に入社したものの、配属されたのは学生時代の専攻ではない、本社の情報システム部門でした。

特に情報システムが好きなわけではありませんでしたが、そのような部門で働くならば、そこでできる限りよい仕事をしようと心に決めました。そうすれば、人事は私が勤勉で有能な社員であることを認め、次には設計・実験・研究部門に配属してくれるかもしれないと思ったのです。

私が担当したのは、全世界から集まってくる顧客やディーラーや工場から寄せられる情報を集約する仕事でした。その仕事のなかで、製造した車が実際に道路を走行するなかで判明した問題点である欠陥情報も担当することになりました。日本の自動車会社は通常、欠陥情報を詳細に検討し、それに基づいて製造ラインを改良し、将来の設計デザインも見直します。

ところが、私が上司から命じられたのは、設計や製造上の欠陥によって車に生じた問題や事故の報告を無視して、さらには二重帳簿を作ることでした。私は戸惑いましたが、上司に従うしか道はありませんでした。

そうしているうちに、二〇〇〇年に一回目のリコール隠しが発覚しました。社長は、マスコミ向けにはもうこのようなリコール隠しはしませんと発表しておきながら、情報システム部門には今までどおり欠陥情報を隠した二重帳簿を作り続けるよう指示していました。

これでは何も変わらないと思い、私は欠陥情報に関心を持っている他の社員たちとネットワークを作り、情報を共有するためにイントラネット、エクストラネットを構築し、さらにニューズレターを発行し始めました。この自動車会社が世界で最も安全な車を作れるようになるため、自分にできる最善のことをしていると思っていました。

しかし、私が期待していたのとはまったく正反対の反応が上司や同僚から返ってきました。二〇〇一年の九月から、私はすべてのグループ・プロジェクトから外され、意味のない暇な仕事を与えられました。同僚たちは私を無視するようになり、会社で孤立してしまいました。書類を持って「あのー」と話しかけると、「おっと」と言って席を立ってしまったり、一人がドーンと机を叩いてみんながさーっといなくなるといった嫌がらせを受けたりして、その状態が続き、話しかけられなくなりました。

そのうち隣の机と私の机との間に段ボール箱が積まれて、ますます話しかけられなくなりました。「余計なことをしたら、ぶっ殺すからな」とか、「安全な車づくりなんてアホなことを言うんじゃねーぞ、オラァ」とか、「おまえ一人で会社を動かせると思うな」とか言われました。

●隠ぺい工作がんばるぞー

私はこうした心理的ないじめを、同僚たちからだけでなく上司からも受けました。二〇〇一年の一〇月、中堅社員を対象にしたセミナーが開かれ、そこで自分がいかに価値のない人間だったかという反省文をいっぱい書かされました。それから自分はこれから死ななきゃいけないということで、自分の死について「五分間、鉛筆をまったく止めずに書き続けなさい。絶対に止めてはいけません」と言われて書きました。それから自分がいかに無価値な人間かということを書いて、最後に遺書を四通書かされました。両親、友達、彼女などに宛てて書かされました。「今までの生き方は間違っていました。本当に私はダメな人間です」と書かされました。それで、あぁ、もう私は死んだんだ……って思いました。

そして翌朝、「次に新しい生き方を教えてあげます」と言われました。「今までの生き方は間違っていたのはわかりましたね。新しい生き方を教えてあげます。これからは、話をしたり、水を飲んだり、歩いたり、何かをするたびに、その一つ一つの動作がどうやって会社のために役立つかを考えるようにして生きるようにしてください。そうすると、あなたの人生は開かれます」ということでした。

研修の最後には四つのグループに分かれて話し合いをしたのですが、四つのグループの出した結論はなぜか同じで、「中堅社員は会社のために死力を尽くして働くこと」となっていました。私も「あぁ、そうなんだ」と思って、その結論を書いた模造紙四枚をもらって家に帰ってくると、自分の部屋の東西南北四面に貼って「僕もみんなみたいに隠ぺい工作がんばるぞー」「会社のためなら手段を選ばずになんでもするぞー」とぶつぶつ言っていました。

このころから、このような会社で受けた脅迫の風景が目の前によみがえるようになりました。音声も鮮明に再生されました。私は以前にも増して一生懸命働くようになり、二重帳簿などの隠ぺい工作もまじめに行うようになりました。私の母親は、この調子で働き続けたら会社に殺されると心配し、二〇〇一年一一月一九日に浦河べてるの家につながったのです。

べてるの家にたどり着いた私は、某自動車会社で習ったように、べてるの仲間に「べてるのためなら、犯罪だろうが何だろうがなんでもやりましょうね」ということを話しました。私は今まで二重帳簿をコンピューターループの倉庫に隠す隠ぺい工作などをさぼっていたし、どんな悪いことでもして頑張らなきゃいけないと思い込んでいたので、べてるの人たちも、べてるのためなら隠ぺいとかもみ消しとか、いろんな手段を使って売り上げを伸ばしているんだろうって思っていました。売り上げが伸びているすごい会社だって聞いていたから、きっといろんな悪いことをしているんだろうと思ったのです。

それで「死に物狂いで頑張りましょうね」ってみんなに言ったんですよ。そうしたら誰もが悲しそうな目をして、「かわいそうになぁ」「おまえ、だいぶ悪いんだなぁ」って言うんです。

もし、「おまえ違うぞ。バカ野郎！」などと言われたら、私も「なんだと！」とか言えたんですけど、みんなに悲しそうな目をしてそう言われると、もうなんて言っていいのかわかりませんでした。「会社のために、会社のために」と言うたびに、「大丈夫かおまえ。疲れてるんだなぁ。休め休め」としか言われなくて、自分が今までやってきたことは違うのかって思って、もう大混乱でした。

登っていく人生から、降りていく人生に

浦河に来て、浦河日赤（浦河赤十字病院）の川村（敏明）先生に最初にかかったのは、二〇〇一年の一一月下旬でした。そのときには会社の上司の声がよみがえっているなんて話はできませんでした。川村先生の顔を見ても、上司の顔や同僚たちの顔が重なって見えて、「余計なこと言ったらぶっ殺すからな」みたいな声が聞こえてくるなんて、とても言えませんでした。

また、その頃は今みたいにしゃべることができませんでした。しゃべろうとすると、恐怖の記憶がよみがえってきて、胃がぐーっと持ち上がったり、頭が締めつけられるように痛くなったりして、「うー、あー、あのですね……」くらいのことしか話せませんでした。

川村先生からは、「苦労しているみたいだね」と言われ、「友達を作りなさい」とかそういう話をされました。「みんなのなかで伝える練習をしていきなさい。とにかく気持ちを伝えるのが大切だから。浦河は外国に来たようなものだから、気持ちをちゃんと伝えても大丈夫なんだよ」って言われました。

そのときは意味がわからなかったのですが、いろんなミーティングに出るうちに、みんなが勝手に意見を言っていることがだんだん見えてきて、あぁ、自分もこうやっていけばいいんだなというのがわかってきました。

そうしているうちに、二〇〇四年に某自動車会社の二回目のリコール隠しがばれて、新聞、テレビ、ラジオで報道され、逮捕された部長や交代する社長の記事が出るようになりました。そのたびに、私は

べてるのみんなに、「私の上司はこんな悪いことしていたんだ」と正義の味方になって訴えるようになってしまいました。

そして、目の前によみがえる職場の風景に対して、「人の命のほうが会社の利益よりも大切でしょう！」と訴えると、そのときに目の前にいた仲間から、「山根君に説教された」「山根君ににらまれた」と苦情が殺到し、私はべてるで評判の悪い人になってしまいました。

●当事者研究と出会う

転機は当事者研究との出会いです。二〇一一年に当事者研究に出会い、私と同じように過去の記憶がよみがえる苦労をしている仲間と共同研究をしたのです。

そこでわかったことは、過去の苦労を忘れて楽になった人は一人もいないということでした。全員が過去の苦労に向き合い、仲間と語り合い、一人きりで頑張らずに仲間と苦労をわかちあうことで過去の苦労を受けとめていたのです。

これがわかったときには目から鱗が落ちるようでした。そして、一人きりで頑張ってきたやり方を改めて、みんなと苦労の記憶をわかちあいながら当事者研究を行うことによって、昔の職場の風景がよみがえっても相手にしないようにできるようになり、目の前にいる仲間を大切にできるようになりました。

浦河べてるの家にたどりついてから一四年が経ちました。初めの一〇年は一人で頑張っていたためにうまくいきませんでした。何事も一人で頑張らずに、仲間とともに生きていけるようになってから、すべてがうまくいくようになりました。私は登っていく人生から降りていく人生に方向転換をすることができて、さまざまなことが見えるようになりました。幸せだなぁと感じています。

File 16

救いにした「お勉強」の終局とともに

イエローの妻・紅葉〔仮名〕（石川県）

拒まれ否定され、不信を極めた

「統合失調症ですね」と医師に告げられたとき、どう思ったかは覚えていない。それも当然だろう。そのとき私は自殺未遂で措置入院が決まったところで、薬物の過剰摂取のため意識がもうろうとしていたのだ。しかし今になると、あのとき自分はほっとしていたのではないかと思う。もういい。もう疲れた。もうこの人生から降りてしまいたい。当時私は二〇代半ばくらいだったか。歳の割にずいぶんくたびれた考えだ。それでもそのときはそれ以外のことなど考えられないほどに視野が狭まってしまっていたのだ。

●醜い子

私には友達がいなかった。そう思ってくれた人がいたかもしれないが、私にはいまだに友達というものがわからない。幼なじみという言葉にずっと憧れていたし、学生時代の友達はどれだけ時間が経っても友達だ、などという話には目眩がする。私にとって同級生とは文字通り〝同じクラスだった人間〟に過ぎず、そのクラスがなくなってしまえばあっという間に何のつながりもなくなってしまう存在だった。

むしろそれでよかった。彼らは私にとって脅威だったから。

私と同じくらいの年齢の人間についての最初の記憶は、保育園で階段の上から私を突き落とした子のことだ。それが男だったか女だったか、思い出せない。ただなんとなく、転がり落ちた私を笑っていた気がする。

小中学校の記憶はほぼない。覚えていたくなかったのだと思う。遠足も学校行事も修学旅行のことも覚えていない。同級生たちの顔も思い出せない。途切れ途切れに思い出せるのは、ゴミ箱を頭から被せられたり靴に画鋲を入れられたり、運動会のフォークダンスで汚らわしいものでも見るように誰も手を繋いでくれなかったり、教室の席替えで誰一人として私の隣に座ろうとしなかったことくらいだ。授業中も、私の名前の書かれた横に自分の名前が書かれることすら皆に嫌がられた。毎晩学校が燃えればいいのにと思いながら眠りについた。しかし、学校を休むということに思いが及ばぬ程度には子どもだったので、悶々としながらひたすら学校に通った。

その頃見た夢で、いまだに覚えているものがある。世界に人間が私一人になって、他は皆どろどろした緑色のスライムのようなものになって追いかけてくるのだ。触手が伸びてきたとき、私はあきらめた。そして私も仲間にしてくれと、抵抗するのをやめた。次の瞬間、私はスライムになっていた。ただし、私以外のスライムは皆人間に戻り、寄ってたかって私を追いかけ回し、小突き回した。そして私は目を覚ました。

つきあい下手だから友達ができなかったのか、友達がいなかったからつきあい方がわからないのか、多分両方だったのだろう。私は孤独だった。

私は醜かった。皆がそう言うのだから、きっとそうだったのだと思う。ブスだのデブだの言われ続けたので、美醜の感覚が今この歳になってもかなり狂っているような気がする。女の子たちが私を取り囲んで椅子に座らせ、太ももの肉がぶよぶよしていると指を指して笑ったとき、本当に消えてしまいたかった。一人きりの通学路でうつむきながらよく考えていたことは、自分の脳をこの醜い体から取り出してもう少しましな肉体に移植することができないだろうかということで、しかし当時の技術と私の知識ではそれは不可能であり、私にとって肉体は永劫の牢獄だった。

容姿を否定されることで感じた苦痛があまりに強かったので、自分以外の人間の容姿について一部分でも否定することが長いことできなかった。また、自分に美しくある努力をする資格が無いと思い込んでいた。化粧も身綺麗にすることもおこがましい、ブスが何やってるんだと笑われるとしか思えない、他人の美醜を判定する権利などあるはずもない。醜いものは世界の最底辺だ。言い返せば言い返すほど泥沼にはまる。何も言わずにサンドバッグになり、ボクサーの気分が変わるのを待つことが一番だ。しかし、ボクサーの気分はめったに変わらなかった。

中学のとき、一人だけ私よりもいじめられている男の子がいて、「男の子のいじめはひどいから男に生まれなかっただけよかった」と思ったことがあった。最底辺のなかでさえ、人は人を差別する。そういう意味でも私は醜かった。

いじめについて親に泣きついたこともあったが、何一つ変わらなかった。親も教師も頼りにできないと思った。子どもじみた考えだ。親にも親の都合はあろうし、教師だっていつでも目配りできるはずもない。しかし、当時の私にとっては、その環境は少々過酷にすぎた。

私は誰も信じなくなった。親とは自分の生活を保証するだけの存在で、教師は教育を与えるだけの存在だ、そういうふうに彼らの一面だけを取り出して考えるようになった。それ以上のことは求めてはいけない、求めたところで返ってくるはずもない。

では私は？　私は勉強するだけの存在になった。少なくともそれをしている間は誰からも何も言われなかったからで、それは殺伐とした日々のなかでささやかな救いだった。ただ勉強して何かを成したいなどとは思ったこともなかった。テストでよい点を取ること、それだけが目的だった。

私が好きなことは、本をむさぼり読むことだった。日曜日になると毎週図書館に行っては限界まで本を借り、一週間で一〇冊くらい読み、また返しに行って借りてくる、のくり返しだった。友達がいないから遊ぶ約束もなく、休日は家で本を読むかぼんやり外の風景を眺めているか。学校でも休み時間はずっと図書室にいたので、一度だけ気の迷いで顔を出した小学校の同窓会で「ああ、いつも図書室にいた人」と言われた。

●反撃の学年トップ

そんな私が、高校に入学してなぜか最初の学年試験で一番をとってしまった。中学校の最後の頃からいじめはなくなっていたが、それに加えてあっという間に周りの見る目が変わった。一目置かれるようになり、家に招待されてどういう勉強法をしているのか尋ねられたりした。教師には「これなら超難関大学でも受かる。いや、ぜひ行ってもらわねば」と言われた。しかし受かったらどうしよう、自分にはやりたいことなどないのに。

新井素子の『ひとめあなたに…』という小説の中に、世界が明日終わるというのにもはや意味のない受験勉強をし続ける少女の話が出てくる。私には彼女の気持ちがよくわかるような気がした。受験勉強そのものが目標だったために、大学受験に受かることがゴールでそのあとどうしていいかわからない彼女は世界が終わる前に死んでしまうのだが、その死に顔は笑っていた。勝ち逃げだな、と思った。しかし、そのときの私は死を選ばなかった。受験に勝って、そのあとの人生がどうなるのかわからないまま、私は次の一歩を踏み出した。

東京の超難関大学に受かって、私は一人暮らしを始めた。高校時代から私はダイエットを始めていた。きっかけは高校の同級生から「太ってるね」と言われたことだった。たぶん彼女にとっては何気ない会話に過ぎなかったのだろう。けれど私はその言葉を忘れられなかった。太っているから受け入れられないのだ。ならば痩せればいい。

一人暮らしになり、食事も自分で用意するようになって、だんだん食事の量が減っていった。夕食をクッキー二枚で済ませることもざらだった。勉強はそこそこできていたが、しだいに焦りが高じてきた。就職活動もしなかった。大学院に行くつもりだったが、そこで何をするか見当もつかなかった。

卒論の時期がやってきたとき、問題は顕在化した。研究したいことなどないのに、研究したいことを皆の前で言わなければならないのだ。私は学校に行くことができなくなった。朝起きて準備まではできるのだが、家から出ることがどうしてもできない。

ダイエットの影響も出始めていた。体重が四〇キロを割りそうになり、危険だと思って受診した大学付属の保健センターのクリニックで「社会不安」と診断された。しかし、あまりよい患者ではなかったようで、クリニックの担当医を泣かせてしまったりもした。彼女に「患者なのは私じゃなくてあなただ!」と泣き叫ばれたとき、この人は何を言っているのだろうと思った。

卒論が書けないまま、留年と休学をくり返した。保健センターだと薬代が実費で、薬の量ばかりが増えていったため、外部の病院へ通うようになった。そんなとき、失恋をした。まともな交友関係も結べない人間にまともな恋愛ができるはずもなく、私の恋愛遍歴は惨憺たるものだった。ほぼ依存といってもいい。相手を傷つけ自分も傷ついた。その失恋が最後のひと押しだった。

何日か大学の研究棟で飛び降りようとうろついて、教授に見つかって親が呼びだされたりした後、私は病院でもらってため込んでいた薬を全部飲んだ。頭は妙にクリアだった。バカげている、こんなことをしたところで何一つ解決しない。そう思いながら一〇〇錠以上の薬を喉に流し込んでいった。その足で、たまたま知り合いが入院していた病院に向かった。頭の中では知り合いの見舞いのつもりだった。けれどたぶん、心のどこかで助けてほしかったのだと思う。

そしてそのまま、その病院で措置入院となった。

「そして人生はつづく」、まだまだ続いていく

病院から出てくる頃には、気分はすっかり余生だった。すべては終わってしまい、あとはおまけの日々を生きるだけ。小さい頃から歩くときはひとりぼっちで下を向いていたが、その後の日々はまさにそんな状態だった。

しばらく実家に戻った後、私は母と東京で半年を過ごし、卒論を書き上げた。でき上がったのは見るも無残な論文とも呼べない代物だったが、温情もあってか審査を通り、なんとか大学を卒業することが

できた。教授の皆さんには感謝してもし足りない。

卒業後は実家に戻り、しばらくぼんやりした後、司書の資格でも取ろうと思って教材を取り寄せた。しかし、いざ教科書を開いてみると、その意味を理解することも覚えることも大変困難になっていることがわかった。病気の弊害かそれとも自殺未遂の余波か、それはわからない。ともあれ、私の論理的能力や学習能力は大幅に衰えてしまったのだ。気分はますます余生だった。

ただ、家族に対する不信感のようなものは消えていた。入院していた間、私を責めることもなくただ寄り添っていてくれた両親に私は本当に感謝したし、彼らが私のことを考えてくれていることは痛いほどわかったからだ。

地元の地域活動支援センターに顔を出しつつ、いくつかのアルバイトをしてみたが、長くて一年、短いと半年で耐えられなくなってやめてしまった。主に人間関係だった。結局私がつまずくのはいつもそこらしい。何のために働くのか意義を見出せなかった、というのもモチベーションの低さの理由だったかもしれない。

●夫

夫と出会ってつきあい始めたのもその頃だった。夫とは前述の活動支援センターで出会った。第一印象は覚えていないが、柔らかい人だと思ったような気がする。そのまま結婚し今に至るのだが、私の回復には彼が不可欠だったと振り返って思う。

まず夫は健全なのだ。同じ病気を抱えていて、確かに病んだ面もあるのだが根底のところでびっくりするほどすこやかな何かを持っている。私はそれに大変助けられた。話を聞いてみると、ずいぶんと楽しい少年時代を送ったそうで、その頃の話をする夫はとても幸せそうだった。かといって、私の（主観的には）あまり楽しくない子ども時代について頭ごなしに否定することもなく、ただ「いじめられるとたいていの人は性格が歪んで成績も落ちるのに、きみは勉強ができたんだね」と言ってくれた。勉強ができたことを褒めてもらえたのは珍しい体験だった。

それから滅多なことでは怒らない。怒っても否定はせず、どうすれば問題が解決するかについていつも考えている。それも驚きだった。それまでの私はとにかくなんでも一発で上手にこなさなければならなくて、一度でも失敗したら散々嘲笑され否定され、それで万事終わりだと思い込んでいたのだが、そうではないらしいとようやく気がついた。失敗したらそこから学んで、次に活かせばよいのだ。ふつうの話かもしれないが、私には目から鱗が落ちる思いだった。まあそれでも時々とんでもなく怒らせたりしてしまうことはあるのだが。

それと関係しているのが彼の向上心だろう。いつも頑張ろうとしているし、周囲にも求めるところがある。それが過ぎて時々疲れ果ててしまうようだが、私は頼もしいと思えた。今通っている作業所も、彼が私のことを思って探してきてくれたところだ。そこはとてもよい環境で、チーフは尊敬できるし職員の方々も一緒に働く仲間もよい人ばかりな上、やりがいのある作業ができて、私はようやく仕事を楽しいと思うことができた。

夫と一緒にいていろいろな経験をしていくうちに、私は気がついた。余生だと、終わってしまったと決めつけていた私の人生はまだまだ続いていくのだと。映画のタイトルではないが『そして人生はつづく』というわけだ。何があろうと人生は死ぬまで続く。だったらよりよく、より懸命に生きたほうがきっと楽しい。たとえ病気を抱えていても、大したことができなくても、それでも楽しく生きることくらいはできる。やっとのことで私はそう思えるようになった。

たぶん死という人生の終わりはハッピーエンドでもバッドエンドでもなく、ただジ・エンドという文字が浮かぶだけなのだろう。でも、そのただのエンドをハッピーエンドに近づけることはできるのではなかろうかと最近思うようになった。きっと一人では気がつかなかった。夫だけではない、一緒に暮らしている義母や、離れているが時々連絡をくれる両親や今通っている作業所の人々や今まで私を支えてくれてきた人々、彼ら彼女らが気づかせてくれた。

だからこれからは、ちょっとだけ上を向いて歩いていく。
余生かもしれないけど、それでも今も、やっぱり私の人生だから。

医学解説　佐竹直子（精神科医）

外来を初めて受診された方にこれまでの生活について聞いていると、「中学の頃、いじめに遭っていました」「職場でいじめに遭って」など、いじめの体験を語られる方が少なくないと感じています。もちろん、統合失調症以外の病気の方もいらっしゃいますが、学校や職場、近所づきあいなどさまざまな人間関係の中で生じる「いじめ」がトリガーの一つになっていると思われます。

●二つのダメージ

いじめには、集団からの孤立と自信の喪失という二つのダメージがあります。自分を否定され、周囲から疎外されるなかで味わう悔しさやつらさが大きなストレスとなります。そして、心を痛めつけられる体験が続くなかで、自分に自信がなくなり救いを求めることもあきらめてしまい、ストレスがかかる状況から抜け出せなくなります。やがて調子を崩していき、統合失調症の発症にもつながります。

File ⑮の方の場合には、職場でのいじめのなかで孤立し、なんとか自分の存在を維持するために無理を重ねたことがトリガーとなっています。**File ⑯の方**の場合には、自分自身で危機的な状況であると感じていながらも、救いを求めることすらあきらめてしまった体験が書かれています。

いじめを受けたことが、その後の人間関係に影響してしまうことも考えられます。一度いじめの体験があると、「またいじめられるんじゃないか」と、その後の対人関係は相手を意識し緊張したものとなります。深くかかわることを避け、充実した関係を築くことができずに孤独さを抱えてしまう、人間関係がうまくつくれない自分に自信が持てないため人間関係がより一層ストレスになる、この悪循環も発症のトリガーとなりえます。

●人間関係と発症

統合失調症を発症した人のなかには、人間関係を築くのがあまり得意でない人が少なからずいるように感じています。**File⑭の方**のように、幼少の頃から苦手と感じている人もいますし、前出の**File⑯の方**のように大人になり人間関係のあり方がだんだん複雑になっていくなかで、徐々に苦手意識が前面に出てくる人もいます。「小さいときから、どちらかというと自分から積極的に友達を作るほうではなかった」とか、「中学まではふつうに友だちと遊んでいましたが、高校になってから友達らしい友達はいなかったです」という話を外来でよく耳にします。もともと対人関係の苦手さがあり、集団に溶け込んでいくのが難しいと、残念なことにいじめの対象になりやすい、そんな連鎖もあるのかもしれません。

生活のなかでのいろいろなつまずきは誰にもあります。それを周囲に相談して解決の方法を見つけたり、つらい気持ちを親しい人に理解してもらうことで支えられたりしながら、人はつまずきを乗り越えていきます。いじめのために人間関係が希薄になってしまったなかで、つまずきを乗り越えていくプロセスをふめない、溜まっていくストレスの多さに対しそれを解消する手立てを見出せない、そうしてストレスの蓄積に拍車がかかり、統合失調症の発症につながっていくと考えられます。

4

母親との関係、育ち方など

「家族関係」

File 17

外でうまくいかず、内で支えられず

池松靖博（浦河べてるの家・北海道）

待っているのはいつもダメだし

今から約二〇年前、まだバブルの時代の頃に、自衛隊でのいじめが原因で体や心にダメージを受け、発症しました。もともとは中学、高校でいじめを受けていました。勉強やスポーツができなくて、いつも一人でした。人から高圧的な言い方をされると、できないとは言わせないと言われていると思い、体が固くなって圧迫感が強くなり、気がつくと周りに誰もいなくなって孤独でした。やっていることといえば、「ラジオを聴く」くらいしかありませんでした。

高校のときに父親がコンピューターを買ってきたのをきっかけに、ゲームのプログラミングをして遊んでいました。周りから「おまえ、ファミコン持っていないからな」とやじられ、反発するように一人でコンピューターに向かっていました。それがきっかけにもなって情報処理の専門学校に行くことになり、そこを卒業してお菓子の受注プログラムを組む仕事に就きました。会社から「おまえはプログラムをろくに組めないから製造のほうに行け」と配置転換を命じられました。新しい部署に馴染めず、製造のほうも「下手くそ」「おまえはできない」となじられることが多くなり、やがて解雇を言い渡され、家にひきこもりました。

　アルバイトも何度もしましたが、どこも長続きせず、とうとう親から「おまえは根性が曲がっているから、自衛隊に行って直して来い」と言われ、嫌々、陸上自衛隊に入隊しました。この頃にはかなり心も疲れていて、「こんなに疲れているのに、なんでオレばっかり苦痛を味わうのか」と思うようになっていました。

●最後は「外に出るな」

　自衛隊では私物は没収され、一つでも個人の持ち物が見つかると、たちまちロッカーごと中身を外に投げ出されました。我慢が限界に近づくなか、夜間の演習で二四時間歩かされて眠れなくなりました。高圧的に指導され続け、訓練のやりすぎで膝の圧迫骨折を起こし、「悪口」「陰口」が聞こえるようになり、その度合いがだんだんひどくなっていきました。

　入隊してから一年後、ついに耐え切れなくなり、「俺の悪口や陰口を言いやがって。いい加減にしやがれ！　おまえら殺してやる！」と叫び、折り畳みスコップを持って暴れました。取り押さえられて注射を打たれ、気がついたら病院のベッドにいました。

　入院してから数日後、部隊長から「病気を治すか、地元に帰るか決めなさい」と言われて、僕自身くたくたになっていたので、地元に帰ることにしました。病院にはそのまま半年間入院しました。

　除隊になった後も、両親は何度も自衛隊に入れようとし、無理やり連れても行きましたが、僕は疲れ果ててボロボロになっていました。それからしばらくして、地元の病院の診察で自分が「統合失調症」という病気であることを知りました。

　いつも大きな声で怒鳴られる感覚がありました。実際の生活でも何度も怒鳴られ続けていたので、頭の中でダメだしを受けている感じになっていました。

その後、地元の作業所に行きましたが長続きせず、何か所か移りました。自分が責められている感覚は無くなるどころか増える一方で、トラブルをくり返しました。そのたびに病院に強制入院させられ、強い薬を大量に投与されました。

両親からは「もう外には出るな！」と言われ、一時期は自殺したいと思って薬を大量に飲みましたが死にきれませんでした。個人で持てるお金はなく、携帯電話もパソコンのインターネットも使えませんでした。

苦労には仲間の応援を受ける

そのように過ごしていた頃、全精連（全国精神障害者団体連合会）の雑誌に「浦河べてるの家」の紹介記事があり、「ここなら自分のことをわかってくれるのでは」と思い、問い合わせをして、家出同然の状態で浦河に行きました。一週間滞在の後に一度地元に戻り、五年間は浦河と地元を行ったり来たりしていました。その間、べてるの当事者研究のことを学んだり、「自分の苦労」のデータを作ってストックしたりしていました。

あるとき、地元の作業所のスタッフとの間でパソコン破壊事件が起きました。壊されたパソコンが自分の物だったので、作業所のスタッフに猛抗議したところ、「やっていない」と突き返され、「やった」「やっていない」の応酬の末、スタッフルームに鉄パイプと包丁を持ち込んで怒りをぶちまけ、強制退所させられました。
べてるに連絡をとり、「地元で居場所がなくなって生きていくのに疲れた」と伝えると、「なんとかしましょう！」と言ってもらえ、相談するため浦河に行くと、向谷地生良さんから「大変だったね。でも、その苦労を持って浦河でやっていきましょう」と言われて、浦河に移住することを決意しました。

浦河に来て共同住居に入って数か月が経った頃、地元での苦労がよみがえってしまい、自分が本当に困っていることの苦労が言えなくなりました。ゴミを捨てるのさえ大変になり、部屋も荒れ果てて手に負えないので、パーソナルアシスト事業（有償ボランティア）を利用しました。「ただ、やってもらうのではなく、一緒に片づける」ことを心がけるようにして、ゴミが片づくと同時に幻聴は減り、つらさも軽くなっていきました。

このようにして、苦労に一つずつ仲間の応援を受けながら乗り越えています。「ゆっくりと、確実に、段取りをして、慌てずに、丁寧に」進めることを心に決め、今までより少し余裕を持って、「仲間と連帯して仕事する」ことを目標にしています。「生きがい」を大切にすることも心がけるようになりました。

現在は、浦河の当事者研究サポーターとＮＰＯ法人セルフサポートセンター浦河の理事と事務次長の仕事もするようになりました。今後は、ピアサポートの学びや介護職員初任者資格も取りたいという希望を持っています。

障害認定を受けてから二〇年以上経って、初めて自分の気持ちに真摯に向き合い、一緒に考えて行動する仲間や場所に出会うことができました。スタッフから、「昔はいろいろあったけど、今ここで頑張れているのは過去の自分があったからでは?」と教えられ、「自分に何ができるのか」という思いから、「自分のできるところを伸ばしていこう」という気持ちになれました。これからは、当事者活動や精神障害を体験したからこその有用なメッセージを発信していこうと思っています。

File
18

けなし、強制し、禁じた母の愛

熊田貝［仮名］（神奈川県）

いつもハングリー

昔を思い出して書いてみる。

中学に入った頃のことからだ。暮らしは、母一人子一人である。入学したばかりの私は、後に私より偏差値でランクが一つ下の高校に進学する友人が、授業を聞いてきれいにノートをとっていることに衝撃を受けた。私は小学生時代、ノートなどまともにとったこともなく、授業を聞くだけでテストである程度いい点数をとれていた。

高校受験のための学習塾に入れてもらい、能力別の三段階のクラスの一番下に入った。ラジオ英会話を聴いていたのと、小学六年生のときに英語の塾に一年間入っていたので、英語だけはできた。しかし、いつまでたっても成績は上がらない。中学二年の学期末の成績は、後にランクが二つ下の高校に入学した友人と同じであった。五段階評価で「三」が四つ、「四」が五つ。担任の教師からのメッセージを読むと、「家庭での学習を充実させてください」とある。まさにこの一言に尽きる。なぜ家で勉強しないか。中学二年生の私の〝ある日〟を紐解こう。

●統合を欠くに十分な〝何か〟

朝、剣道部の朝練に遅刻しそうになりながら走って通う。急いでいるので朝食をとらない。昼、弁当を家に忘れる。食べなくても午後は眠い。一時はテスト中にすら眠ってしまったこともあった。願い出て再テストを受けさせてもらった。

授業が終わり、剣道部の午後練に参加。夕方、親が帰る前に夕食を作る。だが、母が帰ってきても、部活動で疲れているので台所に座り込んでいる。そうすると母が怒る。気力体力を奮い起こし夕食を作り終えると、夕食をとる時刻ではない。そのまま学習塾へ行き、一番前の席で眠りながら授業を半分聴く。家に帰ると、シャワーを浴びて夕食をとらずに寝てしまう。塾の復習もできない。

絶食していたわけではない。三食抜いた日も幾度かあったということだ。ただし、一食抜いて当たり前の暮らしではあった。そんな私が学業で花開いたのは、中学二年末のアチーブメントテスト（高校受験前の学力テストとして実施されていたもの）だった。テスト直前はふつうに授業を聴き、休み時間に休まず数学のドリルを解いた。すべての教科が五〇点満点中四〇点を超えていた。学区内トップの高校を目指せる結果である。

中学三年のとき、母に願い出て夕食作りを替わってもらえた。塾では一つずつクラスが上がり、トップのクラスに入った。部活動では団体戦のレギュラーとなった。県大会まで勝ち進んだ。そして無事目標の高校に入学した。高校入試に影響する要素の成績は、五段階評価で「四」が七つ、「五」が二つだった。

ここまでをふり返り、私が受けた理不尽な仕打ちを見てみる。中学二年のときの日課は、「部活動、学業、食事、家事、家族との会話」。これらすべてのリズムとバランスを欠いている。そして、母は私をけなし続けた。この時点ですでに私の人生にすり込まれた何か、後に統合を欠くのに十分な〃何か〃があった。

高校では、中学から続けてきた剣道部に所属した。弱い先輩には弱く戦い、強い先輩には全力で戦っていたので、一本もとれずに負けたことは少ない。ただ、弱い先輩に簡単に勝つと、陰でイジメにあうと勝手に思い込んでいた。強い先輩と剣を交えたとき、ふいに思いついた「下段の構え」をとったら、その先輩の強みを消してパニックに陥れたことは忘れられない。このときと中学時代の公式戦で「小手すり上げ面」を決めたとき、そして高校の交流試合のときに二回竹刀を振っただけで勝ったとき、この三つは武勇伝である。

学業のほうは芳しくなかった。一年のときはがんばった。一学期の通知票は五段階評価で最低の「E」だったが、二学期は「C」。このCという成績が私の全力だった。二年と三年のときは、学校と精神科に通うだけでいっぱいで、すべて最低の「E」だった。

一年のときから予備校に通ったが、夏期講習で予備校嫌いになった私は、添削式の通信教育に切り替えた。シャープペン、黒ペン、赤ペン、時々青ペンがあれば足りた。一年の三月から本格的に受験勉強を始めた。

そこで「小論文」を習った私は、混乱の渦に飲み込まれていった。論理的に考えたとき、私の中で統合してはならなかった「矛盾」が一つの列に並んだのだ。それは、母が私の自主性を無いものとして育てたことである。振り返り、子ども時代の自分は恵まれていなかったと思い知る。

幼稚園を休みたかったとき、片腕をつかまれ力ずくで幼稚園まで引きずられた。水泳教室に行きたくない日も、腕を引きずられて通った。小学校中学年のときに便秘になり、浣腸薬を体に入れられて医師が「一〇分待つように」と言ったのを母はこの世の真実と思い、五分で便意が我慢できなくなった私を、レスリングのように羽交い絞めにして、洩れそうなのにあと五分の我慢を強いた。

私は「あきらめる」ことができなくなった。今すぐ始めて、その後決してやめない（ようにがんばる）癖は今も残る。漢字の「水」が書けるようになって嬉しさを伝えたかったとき、母は私に背中を見せて新聞を読んでいた。「整理整頓が大事だ」と言われたので片づけているのに、「違う」「そうじゃない」と否定され続け、私が泣き出して過換気症候群の発作を起こしても許されず、意識が遠くなった後も放置された。

前後がハッキリしないのだが、母の口癖で「何のためにマンガ読んでいるんだ」と怒られ、「娯楽」という行為を禁じられた。病気後のことなので時系列から外れるが記す。高校一年から成人してまで、月三〇〇〇円の小遣いから洋服代やシャンプー、リンスまで買っていて、腹が減ったら三日に一度、一本三〇円のみたらし団子を買っていた。その小遣いから、映画のＶＨＳテープを中古で四〇〇円出して買ったとき、「そういう時事ネタは映画館で観なきゃ」と言われた。映画館に行くお金は母にはあったのだ。いつも私はハングリーだった。

私が望むくらしの選択肢の多くは、母の〝いいつけ〟により固く禁じられていた。今でさえ「この辺でやめておく」ことが困難で、仕事・学び・遊び・趣味の面で苦労している。きっと、健常であったならば、たちまち過労死街道といったところか。生活習慣も、決めたことは予定時間を過ぎてもやってしまう癖が今でも苦しい。

強調したいのは、母は仕事と家事以外はやりたいときにしたいことをし、休みたいときに休んでいたことだ。私に禁じたことをよそに、母は好きに生きていたのだ。

母の口癖はほかにもある。私が言う「母さんだって、できてないじゃん」に対して、「私と同じレベルの生き方じゃ、世の中通用しないよ」。これを書いている今ですら背筋が冷えてくる。私は母を常に超えなければ許されない人生だったのだ。

●風邪をひいたような症状

高校二年で受験勉強を開始したのがよかったのか悪かったのか、その春に異変はやってきた。先ほど挙げた「小論文の学習」がトリガーである。

それは風邪をひいたような症状であった。内科で二度検査をしてもらい、異常がなかったため、精神科受診を勧められた。母に頼んで精神科を探してもらった。近所では横浜にクリニックが一つ、東京に大学病院が一つあるという話だった。遠いほど御利益が高いと考えて、大学病院に通った。医師は話もろくに聞かずに薬を出した。薬がなぜ出るのかさえわからなかった。受診三回で通うのをやめた。横浜のクリニックに通うことにした。

初診で院長にひと言ふた言聞いてもらい、問診票に現在の症状などと並んで希望することという欄に希望を記入した。第一に私が希望したのは、カウンセリングを受けたいということ。そして薬は要らないと書いて、院長との診察が始まった。本格的に精神科の世界に入った。

院長は、大学病院で出された薬はおかしいと語った。ただ、薬物療法は必要だとわかりやすく教えてくださった。私は、人生で初めて一対一で話の通じる主治医（精神科以外も含め）と出会った。そのときの病名は「強迫神経症」だった。

眠りを改善する薬と毎食後の薬。カウンセラーは院長ではなく、穏やかそうな雰囲気の若い女性の臨床心理士だった。初めてのセッションでは文書のコピー二枚を渡された。「表現療法」「洞察療法」「精神分析的療法」と書かれていて、これらを混ぜた療法だったようだ。ちなみに、精神分析的療法とは、医師がカルテを作るように話を聞いてメモをとりながらまとめる療法である。精神分析療法だと、まるっきり意味が変わる。

暮らしは激変した。

具合が悪いなか、高校に毎日通い、剣道部の初心者一年生の指導をしながら、毎週同じ曜日に学校から駅まで自転車で行き、トイレで私服に着替えて電車に乗り、カウンセラーのM先生に「会いに」行った。毎日が、そこに居ないM先生との対話のようであった。母とは用件だけひと言伝えるが、それ以外は一切口を開かなかった。愚かに見えた母を軽蔑した。クリニックに通うたび自分が成長した。そのときの私には恋のような感情もあった。ただ、M先生の左手薬指にはリングがあった。

M先生とのカウンセリングで課題が見えてきた。一つは母への不平を母にわかるように伝えることだ。カウンセリングの初期は、長く続いた母との確執の始まりと重なる。高校二年の修学旅行をはさんでカウンセリングは続いたが、具合は悪くなる一方で三学期は全部休んだ。

高校三年を迎えて五月。ターニングポイントであった。M先生から電話があり、妊娠しているという。思春期だったので、顔が真っ赤になった。M先生は具合が悪そうで、その電話がM先生との最後だった。産休明けを待つ予定であったが、クリニック通いのなかで新しいカウンセラーと水が合わず、症状が重くなり、生活も心もどんどん不自由になっていった。カウンセリングを週二回に増やしてほしかった。話してみたところ、院長に即却下された。苦しさが私を追いかけてくる。逃げ切れそうもなかった。

あすは晴れ

とにかく具合の悪さに耐えきれないから死にたい。ある日の診察時にそのことを告げた。院長は、一週間後にクリニックに来れば入院できる病院を紹介するからそこへ行けと言う。私は一週間後ではなく、翌日クリニックを訪れた。危機を感じた院長が「強い薬を処方します。ぼんやりして過ごしてください」と言った。紹介された病院にその日に問い合わせると、一週間後に受付に来いと言う。

診察は終わった。しかし、一週間どころか次の日を迎えるまでもなく、誰かが監視してくれないなら死んでしまいたいのが「今すぐ」だった。このときは母に感謝した。事情は話さなかったが、入院できる可能性のある病院を一緒に探してくれた。毎日病院をはしごして、六日後に叔母の家に一泊させてもらい、七日目にたどり着いたのは、ほとんどすべてが解放病棟の精神科という病院だった。

医師は、私の話を長い時間かけて聞いてくれ、今ベッドが空いていると話した。監視してもらえるので、具合の悪さで死ぬ可能性がほぼ無くなった。初診で新しい主治医が言った言葉は忘れられない。

「自殺はしないと約束してください」

この一言だ。まず私は黙り込んだ。そして、「はい……、約束しま……」と言葉に詰まる。その後に半分ウソをつく気持ちで約束すると答えた記憶がある。重い言葉だった。

その後、私は怒りを覚える。「ニキビできてますね。皮膚科があるので、塗り薬もらってきます」。これは後に聞いたところ、自殺への集中力をよそにそらす意図だったそうだ。

入院生活は苦しかった。最初の一週間は嵐で、寝る前の薬を飲んだ後、二日に一回ナースステーションへ行き、甘いものをもらいに行く気持ちで筋肉注射をしてもらった。毎日が診察日なのがありがたいことだった。その次の一週間は、さすがに見かねた主治医が飲み薬を強くすることを私に伝えた。実は、入院期間である二か月間の記憶は退院直後にほとんど忘れてしまっていた。そこまで過酷な症状を抱えて過ごしていたのだ。ともあれ、カウンセリングを求めたところ、主治医が週に二回来てくれた。

それから病棟でぼんやりすること二週間。戦友のような仲間ができた。一七歳の私と三十路女と二人の子持ち主婦。私が退院するまで、三人でしょっちゅう同じテーブルで話をした。私にとって暇つぶしは話をすることだけだった。私はあだ名で呼ばれた。三人の絆は私が退院するまで続いた。

症状がひとまず落ち着くとわがままになる。まず朝が早過ぎて苦しむ。昼寝をしていると、回診に訪れた主治医が夜眠れなくなりますよと起こし、入院患者の誰もが風呂には毎日入れず、洗濯は備え付けの洗濯機を使って自分で洗い、乾燥室で干し、週一回自分のベッドのシーツを替えてからの掃除が待っていた。これら一人前の家事労働が泣けるくらいにつらかった。

入院して一か月が経った頃、薬の副作用なのか、症状で自律神経がおかしくなったのか、服薬ができなくなった。ふつうに動こうとすると体が膠着して腰がねじ曲がって固定してしまう。そのたびに看護師の「はい、気をつけ」というかけ声で元に戻り、また体がねじ曲がってかけ声がかかる。給食が食べられなくなり、普通食から重湯、ココア、オレンジジュース、牛乳の流動食に変わった。体重が落ちていった。栄養士が牛乳を増やした。

ついに服薬までできなくなり、主治医が砕いた薬をチューブで鼻から入れようとしたが結局入らなかった。ベテラン看護師が私と正面に向き合って座り、看護師のすることを鏡のように見て私に真似するよう促す。私は口に薬を入れ、コップを持つ。「はい、体まっすぐにしてゴクン」。これをくり返すと五回目くらいで、口から水で服薬できるようになった。このときは看護師が主治医に勝ったのだ。

夕方は自主的に行っていた「ウォーキングタイム」を積み重ね、入院一か月と二週間目には、ついにその時間を走った。

高校三年の一学期を全部休んだ。私の嫌いな用語「外泊」。これは「一時帰宅」の誤りだが、一時帰宅の期間に三回あった夏休みの講習を三回とも高校へ通うことができた。これといって暇つぶしのない私に、ひとりテレビなら楽しめることがわかった。そして、退院に至った。夏休みに入院してよかった。出席日数が足りないと留年してしまうのだ。

願い出て手にした入院ではあったが、生活が不自由だったので、退院できて清々した。高校は、入院していた病院に通院しながら残りの二学期三学期を全出席して卒業を迎えた。テストの日以外は保健室登校だったので、卒業式は養護教諭が会場の体育館に行くなか、一人保健室で休んでいた。

その後、自殺したい気持ちは長く続いたが、とりあえず生き延びた。これで私のリカバリーがひとつ達成したのだ。週一回の通院のたびにカウンセリングはしてもらっていた。その後、主治医を追って病院を替えた。どういう流派の心理療法だったかはわからない。

●回復の過程

少し時間を巻き戻す。退院後の高校三年一一月、少しの違和感からカウンセリングを民間の機関に替えてもらった。最初のクリニックとは違い、保険がきかなかった。そこは家族療法の流れを汲み、原家族（生まれ育った家族）での心理的外傷を改善するのが目的だった。うつ病に対して認知療法ならば、依存症に対する家族療法だ。私が依存症であることが後にわかる。

カウンセラーは女性だった。高校卒業後、幾月か過ぎた頃、ＳＳＴ（社会生活技能訓練）のプログラムに参加した。カウンセラーの勧めだった。その後、同じカウンセラーの産休に二度も遭ったが、私自身に大事《おおごと》は起こらなかった。

ストレス解消法は実は今も思いつかないのだが、カウンセリングで人生に「娯楽」を持ち込んでいいことを教わった。事務所は東京の二三区内にあり、こちら（居住地）はといえば、神奈川県の海沿い。会社員に紛れて電車で二時間かけて朝通うのは簡単ではなかった。立っているのがつらかったが、席を譲ってくださいとは言えなかった。

そうしてまた幾年かが過ぎ、ＳＳＴを卒業。地元の作業所に通い始めた。最初の作業所のプログラムは調理。お昼ご飯づくりだ。

数年後、同市内のアパートに引っ越して一人暮らしを始め、生活保護をもらい、家族療法に通い、クリニックから数えて四つ目の病院に通い、作業所通いがスケジュールとなり、忙しくなってきた。

二八歳。チャンスが訪れた。毎日のように具合がよくなり、作業所の開始時間から終了時間まで通えるほどだった。体力をつけるためにウォーキングを毎日こなし、ついに被服と雑貨のショップボランティアに参加するようになった。

十分にバイタリティをつけ、履歴書を書き始めた。パート勤務をクローズ（病気を隠して就労すること）

で開始した。数日に一度、面接通い。時給の高いところをあきらめ、スーパーに就職した。腰の曲がったお婆さんのような人に勤まっている仕事がうまく運ばない。ちょっとしたことで起こすミスが多い。見かねた上司が弁当職人に私を回した。ただ、あと三〇分で終わる時間帯に加速度的に忙しくなる。カツ丼弁当を二〇分で一二〜一五個作り上げる。限界だった。三か月目のシフトをすべてこなし、退職した。

その後、元いた作業所に戻った。変化はまた起きた。憩い系の作業所で、ほとんどの作業が「志願・自己判断」で行われる。ある日のこと、誰がやってもいい作業だがサービスのつもりで米を洗い、炊飯器のタイマーをセットする係を志願した。

Ｓという職員に聞いた。「お米はどこに置いてありますか」。答えは「どうぞ」だった。Ｓは新聞を読んでいた。私には「てめえで探せよ」に聞こえ、激怒した。数日、時間をとって所長を始め、すべての職員に話を聞いてもらい、Ｓとも話したが解決せず、その作業所を去った。

次に別の作業所に通い始め、そこで数年お世話になり、また引っ越しをした。そこは実家に近く、物価の安い現在の住所である。そして現在に至るまで、さらに別の作業所にお世話になっている。

●成長した私は自分の病気を嫌わない

具合がよくなったり悪くなったりの波は今も激しいが、文章講座などいろいろな通信教育を受けてきた。一番がんばったのは「校正初級」の講座だった。見事、初級の資格をもらった。今私だけがもらっている作業所の仕事は、ブログ書きだ。

具合が悪くても、年に一度のソフトバレーボール大会だけは毎年必ず参加している。私がスタメンになると、チームが勝てないというジンクスはあるが。

この二年間は長くて固い下げ止まりである。こういうときは、遠い見通しが立たないとわかっている。短期目標を立てて、できることをできるだけして毎日を過ごそうと思っているところだ。

私が母に散々な思いをさせられたことは書いたとおりだ。しかし、悪口を連ねただけでは意味はない。家族療法のプロセス通りに回復していった私は、育った過程で経験したありのままの自分を表現することで、生きてきたなかで積み重ねてきた悪い癖を治すことを、そしてどう生きたら生きやすいのかを考えて、考えたことが実行のレベルに至るまでの大切な経験をした。歪んだ自分を許し、人を許し、最後には育ての親を許すことができたのだ。母も母なりに何か一生懸命だったのだろう。その後のカウンセリングは年に一度ほどである。

私はそのままの自分らしさが好きだから、次につらい思いをしても自殺をしないだけの自信がついた。成長した私は自分の病気を嫌わない。生まれ変わっても精神障害者の自分がいい。人間はできることしかできない。これまでがんばり過ぎて生きてきたのだから、人生なるようになるのだと、今はどっしり構えている。

File 19

家の中で病化していった負の感情

黒猫の妖精［仮名］（神奈川県）

虐げられた心が徐々に頭をもたげた

私は小さいときから精神的に弱くて、よく近所の友達といざこざを起こしていた。いじめられていると、母が止めにすっ飛んできてくれた。でも、そんな母も家の中にだけ居て、イライラして私によく暴力をふるった。私は母に追っかけられて、泣いて叫んで逃げ、そして叩かれた。そんな母子関係。友達とうまくいくはずもなく、寂しかった。精神世界はたぶん暗い子ども。それでも遊びもして、一応笑ったりもして、少しは楽しみもあった。

小学五年生にもなると、だんだん大人に近づいてきて母に反抗するようになった。最初は口論。一九歳くらいまで反抗が著しかった。学校ではいじめられてしまって、それは幼稚園の頃からずっとそうだった。でも、なかなか楽しく学校に通っていた。

水泳が上達して、選手になって県の大会に出場した。遠泳で三キロ、千葉の海を泳いだりした。母からはお褒めの言葉もなく、私は日増しにイライラする子どもになった。

中学に入学すると、みんな大人っぽく感じて気後れしてしまった。学校の成績が悪くなったのもこの頃。挨拶もろくにできない私には、心からの友達がいなくて孤独だった。意地悪な女の子がいたりして悩んだ。いいお友達ができて免れたが、二年生になると男子のいじめが頻繁になり、大変だった。担任の先生は当てにならなかったし、母なんかいないほうがよかった。だんだん何に対しても感じなくなって、クラスでも全然笑わなくなり、女子ともろくに話ができなくなった。音楽が好きで、よくカセットテープをくり返し聴き、部屋で独り歌ったりしていた。家では母がうるさくて勉強どころでなく、集中力がなくて自由もなかった。イライラしてよく物にあたり、椅子の脚を蹴っ飛ばしたりした。母は更年期でやはりイライラしていて、家の中でけんかが絶えなかった。

中学三年になると、いじめが減った。だが、自己の世界は暗鬱なものになっていた。表面上は明るく振る舞っていた。内と外のギャップが精神病につながったんだと思う。

父は、たばことお酒に埋没して、家にいるときは寝ていた。テレビも観ない。疲れていたのだろう。だけど、やさしい父だった。

●内と外のギャップ

公立高校に入学。心の中とみんなの前での態度が裏腹な、おかしな精神状態の日々が続いた。友達はいたけど寂しかった。中学一年のときに親切だった友達と、また同じクラスになれたが、素直になれず仲よくなれなかった。

夏休みに生徒会の旅行があり、みんなの前で意見がうまく言えず、泣いてしまう。そんなことがきっかけで、二学期から不登校になった。母は一緒に自殺しようと、デパートの屋上に私を連れて行った。冗談じゃないと思い、一人で横浜のデパートから帰った。

不登校で家にいて、母に邪険にされ、暴飲暴食した。妹はとてもきれいになっていくなかで、私は醜い女の子だった。

学校から進級は無理と言われ、女子高に入学し直した。不登校は続き、母は学校に行かないなら授業料を払わないぞと脅してきた。切羽詰まるし、あの頃の私は最悪だった。学校に行くとクラスの子に嫌われ、見かねた先生が江ノ島や鎌倉に連れて行ってくれたが、心は動かずじまい。この頃から家庭内暴力がひどくなった。

今度は公立の定時制高校に二年生で編入。キリスト教の女の子に親切にしてもらったが、迷惑をかけてしまった。全然進級できなかった。

このころ一六歳……。それくらいから福祉にかかわりだした。相談を受けてもらいつつ学校に通った。薬を飲み始めた時期。母は薬を飲むことに猛反対した。「そんな病気は病気じゃない」が決まり文句だった。母の目つきは白目をむき出し、私を睨んでいた。あの目はとっても怖かった。そして母は力があり、家庭内暴力をふるう私に負けなかった。すごい腕力を持っていた。威力で私をねじり潰した。そんなので素直に成長するわけがない。

しまいに、精神科の女性病棟に入院した。その病院は洗濯物を患者に手洗いさせた。冬場は水が冷たくて冷たくて困った。嫌気がさした私は外泊許可をとって家に帰り、二度とその病院に戻らなかった。薬も飲まず、幻覚が出始めた。母がどこかの医師に紹介された精神科の病院に通院を始めた。まもなく私が自殺を図ろうとすると、手を焼いた両親はその病院に入院させた。その病院はとってもいい病院で、すぐに退院できた。
それから、その病院に通院するようになった頃に通い始めた地域の作業所に行くようになった。

温かさに癒され、雪融けすこしずつ

やがて妹が結婚して、子どもと一緒に出戻った。実家にいられなくなった私は、知り合いに紹介されて、今いるグループホームに入居。ただ、住む場所が変わっても私の問題が収まるわけはなく、ひきこもってしまった。

そんなとき、職員さんがとても親身にお世話してくださった。買い物も嫌な顔ひとつしないで引き受けて運んでくれた。気持ちもわかりやすくて、だけど私は愚かだから、そのとき理解できずにいた。その職員さんのあたたかい感じの人柄は、私の中に焼きついて色褪せない。今はもう私のそばにいない職員さん。職員さんが替わった頃、私はショックで幻聴が聞こえてきて、その声のとおりに自殺未遂をした。八か月の入院生活。その間に訓練されて、私は週四日、作業所に通う約束で退院した。四か月で疲れて休息のため入院。その入院の間も作業所に通った。職員さんが力をくれたんだと思う。こんな私に全身全霊を尽くしてくださった。なんてありがたいこと……。私は今も職員さんと歩いた道を一人辿っている。思い出とともに。

母には一度、心から謝罪してもらいたい。それが私の成長につながると思う。今はもうおばあさんになって、背中も曲がり、弱々しい。だが、私の傷は癒えない。その母に会う機会も断然減って、お金も生活保護と障害年金で不自由なく暮らせている。なんて贅沢で、なんて嬉しいこと。

今の問題は、今までの苦しみの整理と、人に気持ちを伝えることが下手で悔しい思いをしているので、そこをもう少し上手になること。そして、人にやさしく。

私は孤独だったが、すこーしずつすこーしずつ雪が溶けてきている。みんな作業所やグループホームの、新旧歴代の職員さんたちの、いろんな人たちの導きのおかげ。私の心を照らしてくれる皆さんがいるから生きていられる。この場を借りて、私が言うとウソっぽいけど……ありがとう。

File 20

ほとばしる激情は波乱のうずへ

島貫慎之（札幌なかまの杜クリニック　ピアスタッフ・北海道）

人間関係失調症やせガマンタイプ・進行性中年太り型現在中毒症

何から書いてよいのかわからないので、自分の人生において病気の引き金になっただろうエピソードをいろいろ書き連ねていきたいと思います。

はじめに診断名です。統合失調症と統合失調感情障害とＡＤＨＤとＡＳＤとＨＳＰとパーソナリティ障害と広汎性発達障害と薬物依存症です。あと広場恐怖。幼い頃から集団の中でもポツンといた、なんとなくつかみどころのない子どもだったんです、俺。

幼稚園くらいのとき、自家中毒が激しくて人生初の精神科病院へ行ったのを憶えています。その頃はまだ愛犬のポピもいなくて、おやじとおふくろのエンドレスに続く夫婦喧嘩や、おふくろからの過保護に過干渉、九官鳥どころではない延々とくり返される姑や親族への愚痴が、今でもトラウマなくらいにストレスでした。

たぶん、そのあたりから他人との意思疎通が悪く、コミュニケーションがへたくそだったように思ってるんです。だから自己病名は、統合失調症になぞって「人間関係失調症やせガマンタイプ・進行性中年太り型現在中毒症」となりました。

●出会いとつまずき

人間関係につまずきながらの人生がスタートし、やがて中学生になると不良グループに入り、シンナーを覚えました。今と違って体も心も小さかった自分は、シンナーと呼ばれる道具を使うことによって、なんだか自分が大きく、そして強くなれたような気がしました。不良グループで初めて人と人の間にある空間的なつながりや連帯感、一体感みたいなものが得られ、酔いしれたような偽りの感覚で自分を死へ追い込んでいく生き方に快楽を感じていました。

中学三年のある日、転校生でもあり、ふてくされていた僕に、精神科へ行くのなら学校を休んでもいいと言う母親のひと言で、学校をサボりたくて受診しました。そして学校に行かない状態は、高校一年の一学期まで続いたんです。

その高校一年のとき、バイトしてはドラッグ代につぎ込み、とうとう副作用から出血性大腸炎で外科に二か月入院しました。思いのほか、クラスメイトがしょっちゅう病院へ見舞いに来てくれるようになりました。ターニングポイントでした。

病院で運命的な出来事がありました。レントゲン技師さんとの出会いです。少し元気になり院内をうろうろしていた自分に、レントゲン技師さんは声をかけてくれました。「おまえ将来どーすんのよ。俺ら白衣着てるからって、医者じゃねーんだぞ。頭悪くても、専門学校でしっかり勉強すれば、人並みの生活できるくらいの給料もらえるんだぞ」と。あとで聞いた話では、その人は僕の母校の先輩で、昔は相当なヤンキーだったとのことで、担任も同じ先生でした。

僕はそのレントゲン技師さんにあこがれを抱き、いつかは自分も臨床に携わる仕事がしたいと思い、作業療法士を目指したんです。でも、結局頭が悪過ぎて受験に失敗しましてね。それでも臨床へのあこがれはますます増していきました。それで高校を卒業後に町工場に就職したのですが、その工場は義肢装具会社の車椅子部門だったんです。ここで、そっかあと思いました。臨床の現場じゃなくても、陰でクライエントさんを支える医療業者なら自分でもなれると思いました。でも、結局そこでも人間関係がうまく結べずに退職しました。たかだか二年です。

その後も医療業者を中心に、数々の転職をくり返しました。家族親族とも衝突をくり返し、家庭内暴力で警察沙汰にもなりました。

●初めての抗精神病薬

ある日突然、極度の筋緊張から身体がねじ曲がって戻らなくなり、外科の病院へ救急搬送されました。そのときに初めて、セレネースという抗精神病薬の注射を打たれ、症状は治まりました。ドクターからは、ヒステリー発作だから精神科か心療内科を受診しなさいと勧められ、初めは精神科には行きたくなくて、近所の心療内科へしばらく通い、その後、専門の精神科へ移りなさいと言われ、そうすることにしました。

それからというもの、家庭内暴力や外での喧嘩をくり返し、警察の介入もたびたびでした。あるとき母親から、おまえみたいな精神病は社会のゴミだから母さんと一緒に死んでちょうだいとお腹に包丁を突き付けられて、その母親を逆にボコボコにしたら、警察官八人に取り押さえられて精神科へ強制入院となりました。

その後も幾度となく精神病院への入退院をくり返しながら孤立し、ひとりぼっちでゴミ屋敷での生活やホームレスまがいの生活を一七年間続けることになります。

そういう生活に埋没していたある日、突如幻覚妄想状態に襲われました。真っ裸で近所を奇異行動していたらしく、警察と消防に保護され精神病院に入院となりました。入院したときは意識不明の重体で、挿管チューブが入ったまま手足も拘束され、三か月の入院期間のうち一か月はＩＣＵに入っていたようです。そう、これこそが命を落としかけた悪性症候群でした。

元気になると病院内で問題を起こし、今度は強制退院をくらい、自宅の荒んだ生活へ逆戻りしました。

●荒んだ生活

想像以上の荒んだ生活でした。まずは寂しさを紛らわすため出会い系サイトやすすきのの風俗店に入りびたり、自分の運のみを信じてヒモになろうとして、一発逆転ねらいの生活に走りました。しかし、そんなバカげたことがまかり通るほど世の中は甘くありませんでした。

出会い系サイトでちやほやしてくれた女性は美人で、裸の写真も送ってくれました。心の中ではうすうす気づいていました。このパソコンを打っているのは、汗まみれの太ったおやじたちであることを。だけど自分は、写真に写っている人は本当の人だと思い込もうとし、待ち合わせ場所の駅の辺りにありったけのお金を持ってタクシーで乗り付けました。

季節は真冬で雪が降るなか、いいところまで会話が進むと突然文字化けが始まりました。お金をつぎ込まなければならず、その都度近くのコンビニに行ってお金を下ろし、現金カードでチケットを買って、続きの会話にのめり込みました。ついに、一人の気に入った女性の住所らしき場所を突きとめました。

でもその時点でお金はスカスカで、続きの会話はできない状態でした。僕はここで勝負に出ました。

女性がいるだろう建物の目星はついたものの部屋の番号はわからなかったので、その建物から見えるだろう公園に行きました。それで、近所のコンビニでウイスキーのボトル一本を買ってきて、真っ裸になりました。真っ裸になったのは、そんな奇異な行動をしていたら、女性が気づいて助けに来てくれると思ったからです。その女性のヒモになって一発逆転の人生にできると思ったからです。これで自分を見つけてくれなかったら死んでやるつもりでした。ちなみに、僕はアルコールを一切飲めません。

でも、そんなことをしても当然誰も来てくれませんでした。そしてだんだん意識が薄れていきました。朝になり、登校する小学一年生、二年生くらいの子たちが真冬の公園で真っ裸で寝ている僕を見て、指をさして笑っていました。


それで僕は目を覚まし、その公園は僕の通っているカトリック教会の青年会長さんの家の近所でもあったので、まだ助かるかもしれないと思って家に向かい、玄関でチャイムを押しまくりました。すると青年会長さんとご家族が出てきてくれて、毛布でくるんでくれて、あったかいものを食べさせてくれました。助かったのでした。

●暴力行為

家での暴力行為も激しいものでした。通っていた学校がキリスト教の学校だったため、自分が精神病になったのは、宗教のせいだとか、家にある神棚のせいと思い込んでいました。それであるとき、僕はその神棚を庭の塀にぶつけて破壊してやりました。野球のバットも使いました。おふだは燃やしてやろうと思っていました。

そうこうしていると、たまたまうちの草むしりに来ていたシルバー人材センターのおじいちゃんが飛んできて、気が狂ったように僕を叱りました。そして僕が通っていた教会の牧師に苦情の電話を入れました。

牧師さんが対応していたようですが、その電話のそばにいたある方が速攻でうちに電話をくれました。その方は、僕が勤めていた義肢装具会社でいつも義手を作っていたおじいちゃんで、そのおじいちゃんも片腕でした。おじいちゃんは僕にこう言いました。「おまえな、キリスト教であろうが神道であろうが、異教の神を大切にできない奴が、自分の神を大切にできると思うのか」と。

そう言って電話を切ると、おじいちゃんはタクシーでうちにやってきました。そして、「俺が金払うから、俺がいいというところまでついてこい」と言いました。高速道路に乗って着いたのは層雲峡温泉でした。温泉街に着くと、おじいちゃんは、空いている宿を探せと、僕に手当たり次第に電話をかけさせました。運よく一軒空いていた古びたペンションに行くと、おじいちゃんはこう言いました。「いやなことは全部、温泉で流せ。そのかわりおまえは俺の背中を流せ。父さん母さんのことも、温泉で一緒に流して忘れろ」。

でも、実際にはそう簡単に流すことはできず、家に帰ると暴力沙汰です。親に対しても暴力をふるいました。

●薬への意識

この当時の服薬についてです。この頃はいろいろな薬を飲んでいました。多剤投与の時代だったので薬漬けにされました。僕自身は、薬は多ければ多いほど治ると思っていました。その中には抗うつ剤が何種類も入っていて、それもあって僕の興奮度はマックスでした。殺意は人一倍ありました。使っていた薬の一つはリタリンでした。コカインとそっくりの構造で、今は統合失調症の治療に使われていません。僕は状態が安定しているときはそれを飲まずに瓶にためていました。薬の売人からも買っていたので、備蓄はいっぱいありました。苦しいときはそれをいっぱい飲みました。車を運転するときもいっぱい飲みました。事故を起こしたくなかったからです。飲むと安定するんです。

ここまでを振り返ってみると、家族関係のもつれが人との人間関係やコミュニケーションにいろいろ影響して躓く生き方になっていたように思います。治療よりも認知を修正することが関係性の病には特効薬だったようです。その話を次にします。

関係に病んで、関係から立ち上がる

僕は今、札幌なかまの杜クリニックでピアスタッフとしてパートをしています。今まで転職しながらいろいろやってきた仕事のなかで、今がいちばん手応えを感じています。天職だと思っています。

●西坂自然さんとの出会い

今まで数々の問題を起こしてきて、自分でキーだと思っているのはゴミ屋敷です。僕は住んでいる所がゴミ屋敷になると何かしらの問題を起こしました。幻覚妄想状態、奇異行動、救急車や警察沙汰などです。部屋が汚くなるほどにそれは起こりました。

そういう生活のなかで、札幌で当事者研究をしているカリタス家庭支援センターという所で、西坂自然さんという仲間と出会いました。「札幌べてるの集い」の一環として、西坂さんと僕が雇われたのでした。「札幌べてるの集い」というのは、僕が向谷地生良さんに「べてるって、なんで浦河にしかないんですかね」と言ったのを受けて、じゃあ暖簾分けで札幌でも活動していこうという流れになって、そこから立ちあがった当事者の自助グループです。今、各地でべてるの活動を展開していますが、その先駆けとなった集まりです。そこで雇ってお金をくれるということでしたが、僕は生活保護だったので辞退しました。自然さんと出会ったのは一五年くらい前のことで、出会ったその日に一目惚れして片想いでした。でも、自分が病気なのと自然さんも病気だったので、より一層コミュニケーションはとれず、当たり障りのない会話しかできませんでした。

それでもカリタスの当事者研究を一緒にファシリテートしていくなかで、簡単なコミュニケーションができるようになっていきました。自然さんの家は薬局で、夜中にこっそり食べ物や飲み物を僕の家のドアノブにかけていってくれるようになりました。なんでこんなにやさしいのだろうと思いました。その頃から、べてるの向谷地生良さんだとか、今の職場の外部コンサルタントである村本好孝さんとかも、しょっちゅう家を訪ねてくれるようになりました。ひきこもりなんです、基本。

僕はそういう人たちの助けのおかげで今の自分があるわけですが、ことごとく皆、勝手に家のピンポンを鳴らしていくんです。だんだん僕は嫌になってきて、次第に居留守を使うようになりました。

あるとき、いつものようにピンポンが鳴り、僕は居留守を使いました。部屋の外にいる人を見たら、自然さんでした。そのまま居留守を使っていると、電話が鳴りました。受話器を取ると、「島貫さん、今大丈夫?」と聞かれたので、「今、出先だからだめだわ〜」と言うと、「でも家の中にいるっしょ?」と返されました。「いないよ」と言うと、「でもカーテンの所から、島貫さんが横になってテレビを観ながらたばこを吸っているのが見えるよ」と言われました。

仕方なしにドアを開けると、自然さんが立っていました。そして、「家の鍵だけ持って、一緒に来て」と言われました。ついていくと、濃いスモークを貼った一台の車が停まっていて、運転席には茶髪の兄ちゃんが座っていました。僕はその車に押し込まれました。

終わったなと思いました。このまま中国に売り飛ばされると思いました。すると、自然さんは、ずっと紹介したかったのだけどと言って、「私の彼です」と彼氏さんを紹介してくれました。なんで紹介なんかするんだろうと思っていると、車を発進させて、その彼氏さんの家に連れて行ってくれました。

そこでは焼肉パーティーみたいなのを開いてくれていました。自然さんは「もう何日も食べてないんでしょう」と言いました。そしてお腹いっぱい食べさせてもらいました。そこの場には、喧嘩別れしてしばらく会っていなかった仲間たちもいて、久しぶりの会話を終えて家に帰ると、その後、いろいろな仲間たちから連絡が来るようになりました。

●マイパートナー

そんな仲間たちとのかかわりのなかで、あるとき、僕のお金の使い方の荒さをなんとかしようと会議を開いてくれ、そこでまず僕のゴミ屋敷を掃除してくれることになりました。僕はどうせ口先だけだろうと思って信じていませんでしたが、男女四人が来てくれました。そのなかの一人、和田智子さんという方が僕の今のパートナーです。その話はあとでします。

男の一人暮らしですから、あんまり本には書けないような部屋の状態でしたし、胃腸の病気も持っていたのでトイレはゲロまみれ、クソまみれでした。でも、みんなは嫌な顔一つせずに協力してきれいに掃除してくれました。そのなかで僕は何か温かいものを感じました。人って案外いいものなんだなと思いました。こいつらならもう一回信じてもいいかもと思いました。

こんなふうにして、僕にはだんだん信じられる人が増えていきました。僕は悪性症候群を起こして以来、自分の身に何かあったときのために、何人かの人に自分の部屋の合鍵を渡していたり、日本尊厳死協会に登録したり、白菊会に登録したり、要は一人で死ぬことをふまえて、自分の後始末のことを考えていろいろやっていました。でも、そんなことをしなくても、自分には信じられる人間がいるということを感じられるようになっていったんです。

部屋の掃除をしてもらってからしばらくして、僕は和田智子さんと一回目のお付き合いをしました。それまでの人生で、体目的のお付き合いは僕にもあったのですが、心から恋愛感情を抱いて関係が成立したのは、和田智子さんが初めてでした。

僕はこの人を心から手に入れたいと思いました。何度もフラれながら、それでもしつこくストーカーして告白を続けました。そしてやっと応えてもらったと思ったら、一〇日で離れていきました。

でも、あきらめませんでした。その後半年かけてじわじわ攻め込んでいき、あれは大晦日の日、二回目のお付き合いへと向き合うことができました。

それから和田さんの女性一人暮らしの部屋に転がり込み、一年間同棲しました。同棲生活は甘いものばかりではなく、喧嘩もしたし、朝出て行けと言われて出て行ったこともありました。冬の寒波の中、家を追い出されて自宅のアパートに帰ると水道管の破裂で水が使えなくなっていて、ストーブもなく寒くて死にそうだったので、近くのラブホテルで時間をつぶしたこともありました。
そんななかで、別々になりたいときもあるから同じ建物に引っ越して来ればと言ってくれ、いろいろありながら引っ越しが成立しました。

●市民が市民で作る市民のための

こうして新たな生活が立ち上がっていくなかで、自然さんとも家族のようなお付き合いへと深まっていきました。そんなあるとき、自然さんと向谷地さんと村本さんと僕で、それは飲み会の席でしたが、こんな話が出てきました。「市民が市民で作る、市民のための クリニックができたらいいよね」と。

僕たち当事者が体調を崩すのは、だいたいアフターファイブだったり土日だったり夜中だったりします。それは体験を通してわかっています。今、ピアスタッフとして携わっているなかでも、本当に面談を必要としている状況での面談というのは数少ないと感じています。それくらい当事者が助けを必要とする場面は、医療機関の運営とは無関係に起こってきます。

それで、ゆくゆくはＡＣＴ（包括型地域生活支援）のように二四時間常時対応できるような体制を自分たちで作ろうかという飲み会での戯言になったわけですが、それがトントン拍子に進んでいき、できたのが札幌なかまの杜クリニックです。

ところが僕はゴロツキでもあったので、最初の一年は採用されませんでした。人事を一任されている先ほどの村本さんと喧嘩をしてしまったのです。「てめえが頭下げてこない以上、履歴書なんか出さねえよ」と言いました。その点、パートナーの和田さんは賢くて、最初から採用でした。

その後一年経って、ピアスタッフとして採用されました。いろいろな思いがありました。当事者である自分が支援者ヅラしなければならない状況に追い込まれるピアスタッフってなんだろうと思いました。それにピアスタッフでは報酬は算定されないので、儲けにもなりません。国家資格でもありません。国家資格保有者は、国家からその資格に付随する権限を持たされた人たちです。だから対応には慎重にならなければならないという思いもあって、僕は余計に対立しました。

でも、僕は営業職をやっていたせいか、スタッフルームのバチバチと凍りついた空気を和ますことができました。そうすることによって、ピアスタッフを見る目が変わっていき、価値が認められるようになっていきました。スタッフルームの空気がよくなったよねという声も増えてきました。そういう空気にいちばん敏感なのが当事者であるメンバーさんなので、自然と仕事のクオリティも上がりました。メンバーさんに還元することができました。

具合の悪いメンバーさんは絶え間なくいましたが、僕は具合が悪いままでよいと思いました。治そうとする場所にはしたくなかったのです。

だから、リストカットをして血まみれのクライエントさんに僕は、「もっと切れ」と言いました。「流れている血は生きている証拠だ」とも言いました。その彼女は、手首を切るたびにいろいろな病院から断られ、強制退院をくらっていました。いろいろな医者から怒られて出入り禁止になり続けているなかで、「切れ」と言われたのが衝撃だったみたいで、感激の涙を流していました。「本当に切っていいの？」と彼女は言いました。「だからどんどん切れって言ってるべや」と僕も言いました。そうしたら、彼女のリストカットは減りました。

そこにはもちろん、皆でＳＳＴ（社会生活技能訓練）をしたり、当事者研究をしたり、ＣＢＴ（認知行動療法）

をしたり、いろいろな作戦と試行錯誤があって、たどり着いています。

●「変革」のリカバリー

僕は資格もないし、治療とかケアという意味ではなんの役にも立たないんですけど、ピアスタッフとして、当事者として臨床に携わることで、クライエントさんとともに苦労をわかち合い、それを共有の資源として財産をわかち合えるような気がしています。

僕のリカバリーストーリーは、人を信用できないというゴミ屋敷の生活から、人ってまんざらでもないなという経験を増やしながら、少しずつ進んでいきました。まだまだ僕は人を信用できていません。信用するつもりもありません。世の中は敵だらけと思っているほうが強いです。だけど、こいつだったら信用して裏切られても、まあいいかと思える奴が、確実に不思議なほどに増えてきているんです。それは事実です。僕は何一つ、回復という意味でのリカバリーはしていません。これからもしないと思います。でも、「変革」という意味での、変わり続けるという意味でのリカバリーは現在進行中のような気がします。

●最後に

僕がこれまでの人生から感じているのは、九割近くの専門家は〝支援〟の名の下に押し付けがましいほどのアドバイスをしたがり、一方ではやろうと思ったら行動制限もかけられる権限を目の前の人に易々と行使してしまう自己中心的で、アイデンティティを口にしながら実際は評価や対価にとらわれている人たちです。

それに対して僕らピアスタッフが大切にしているのは、人と人の間にある〝関係性〟そのものです。そこに登場するのはアドバイスではなく、ひと言にするなら〝アイデア〟です。専門家の人たちにはそれがなくて、クライエントを信じて任せるということがいつまでもできずにいます。残念ながら。

一人ぼっちで誰にも心を開けずに悶々としていたとき、ここに紹介した仲間たちから得たのは、本物のプライマリケア、エンパワメント、リジリエンス、リカバリーでした。目の前の私に対して、前向きな無力感と当事者性にのみ軸足を置いて、がっかりもしてもらえる希望を与えてくれて、騙されるのを覚悟の上でそれでも信じ抜いてくれました。自分の情けなさを惜しみなく差し出す営みが、私たちピアスタッフの唯一の支援なのです。

専門職の方々にお願いしたいのは、その〝専門〟からどんどん降りていける専門的な支援です。ヒップホップな軽いノリでいいんです。どんなに重たい話も、初回はひたすら聞いて、この人なら話してもいいかもと思える関係性をつくること。これが鉄則です。

今年（二〇一六年）八月三〇日、この世の仮の住まいから天国のマイホームへと旅立った、わが師であり仲間である久野恵理姉さんに本稿を捧げます。感謝を込めて。

医学解説

佐竹直子（精神科医）

かつて、統合失調症（当時は「精神分裂病」）の原因は育て方にあるとの学説がありました。今ではそれは誤った説であると訂正されていますが、家族との関係や養育環境が発症のトリガーの一つになりうると考えられます。

家族は、最も身近でかつ濃厚な関係をもつ対象として、本人にとっては時にはプレッシャーとなり、時には力強いサポーターになるというようにさまざまな影響をおよぼします。親との関係、兄弟間の葛藤、また土台になっている家庭環境などいろいろな要素がトリガーとして考えられます。

●子どもは親に認められたい

子どもはふつう親の期待に応えたい、自分のことを認めてほしいと思い努力します。自分が親にどうみられているかを意識しながら生きています。統合失調症の方のなかには、真面目で適度に力を抜くことが苦手な気質である人が多くいます。そのなかには幼少時、親の期待に応えようとするあまり無理をして頑張ったり、親の大きな期待が重くのしかかり押しつぶされそうになったり、また期待に応えられないことに自信を失ったりといった経験を持っている方々がいます。

兄弟関係も大きな葛藤を抱えます。特に同性で年が近いと、親の関心や愛情を競い合うことがあり、家庭の中だけでなく学校やいろいろな場で比較されるなど、兄や弟が強力なライバルとなることがあります。この競争のなかでの「敗北」体験もトリガーとなりえます。

●家庭環境が支えになれない

家庭環境が負担になることも多いようです。両親の不仲や離婚などは子どもにとって大きなストレスとなりますし、家庭が貧しいなど生活に余裕のないなかでは夫婦間や親子間での感情的なぶつかり合いも増えます。こうした環境下では家族からサポートを受けて守られたりリラックスできる体験が少ないため、ストレスを解消しにくい状況が続きます。また、親が精神的な不調を抱えている場合は安定した親子関係を持ちづらく、そこから子どもが人間関係に対して消極的になっていくこともあります。

「困っているのに、親はまったくわかってくれなかった」という話をよく聞きます。まず一番初めにわかってほしい親がわかってくれないことは、子どもにとってつらい体験です。一方では、学校生活や人間関係がうまくいかず悩む子どもに対し、親もどうしてよいのかわからないことは多いと思います。そもそも子どもが悩んでいること自体が親に伝わっていないこともあるでしょう。親なりに「これがよい」と思ってやっていることがあっても、子どもが望んでいることと食い違っているために「やっぱりわかってもらえない」と本人が孤立したり、家庭内暴力を起こしたりすることもあります。

●家族もストレスを増大させていく

いずれのエピソードも、ご本人の視点で書かれたもののため、家族がそのときどのような状況だったのかはわかりませんが、病院でご家族と話すとき、家族のこれまでの混乱や苦悩について聞くことがよくあります。状況がどんどん悪くなっていくなかで、家族としてどのように対処したらよいのか、アドバイスを得る機会もなく、不安で余裕がなくなり本人との間で感情的にぶつかってしまう、世間の偏見のため病院への受診にふみ切れなかったり、近しい人にもどう思われるかを気にして誰にも相談できなかったなどの体験を聞くことはとても多いです。

家族のなかでおたがいが不安で余裕のない状況に陥り、ストレスを増大させながら事態が悪化していき、それらがまとまってトリガーとなり、病気が顕在化していくと思われます。

5

生来の「性格・気質」

File 21

性への驚愕、憤りが心を責め苛んだ

石崎隆基（宮城県）

底にある疼きは自己を滅ぼすべく広がった

私は、現在六五歳になる統合失調症患者です。私が最初に精神的な病に陥ったのは一七歳、高校二年のときでしたから、私はこの四八年の歳月を精神的な病とともに生きてきました。
最初に精神的な症状が起きたのは、一七歳のときでした。原因は性的な出来事にありました。統合失調症を患うのは青年期が多いと聞きますが、この時期は性に目覚める頃でもないでしょうか。性的なことが原因で統合失調症になる人も多いと思います。

私に起きたのは、次のようなことでした。当時、私は当たり前のようにマスターベーションをしていました。あるとき、ラジオの放送で世《よ》の先生がこのように言ったのを聞いたのです。「性的なことをしている人は目に現れてくる。私はその人の目を見れば、それがわかる」。この言葉を聞いたとき、私の血は逆流し、大きな精神的ショックを受けました。それから私は周囲に完全に自己を閉ざしてしまいました。最初に現れた症状は対人恐怖でした。人と視線を合わせられなくなり、ノイローゼ状態となりました。

そのような状態でも私は忍耐し、何とか現実生活は維持していきました。勉強はまったく手につかず、劣等生の悲哀をまともに味わいました。支えとなったのは、放課後のクラブ活動、ラグビー部の人間関係でした。

厳しい状態ながらも学校は休まず出席し、高校を卒業して大学へ進学しました。大学でもラグビー部に入り、そこでの人間関係がなんとか私を支えました。

大学を卒業し、東京で就職しました。しかし、心の内面は何も変わっていません。私は心を閉ざし、上辺だけ取り繕って仕事をしていました。ですが、そんなごまかしはいつまでも続かず、三年ほど勤めたでしょうか。心は徐々に磨滅していきました。

会社の寮の近くに精神病院がありました。私は自分の内面にある異状さを誰に相談してよいかわからず、この病院を受診しました。医者の診断によると、精神の病ではないとのことでした。仕事はふつうにしているし、言っていることも筋が通ったことだったのです。

それでも私は内面の異状さを我慢できなくなり、会社を休職して自己の改革を図りました。ヨガ道場へ通ったり断食したり、宗教団体の会合に参加したり、できる限りのことをしたのです。しかし、それらのことは単なるあがきにしか過ぎませんでした。心に渦巻いている問題はそんな簡単なことではなかったのです。

そして私は復職しました。しかし、現実は以前より厳しくなっていました。とうとう我慢できなくなり、ある日、職場からその足で精神病院へ逃げ込みました。「会社に連絡してください」「郷里の仙台にいる両親に連絡してください」と医者に頼み、すぐに入院させてくれるよう頼んだのです。あのとき私は異状な興奮状態でした。

注射を打たれて私は眠りにつきました。どのくらい眠っていたでしょう。目を覚ますと、病院の保護室の中で、傍に母がいました。

その病院には三か月くらい入院していました。薬によって興奮状態は収まり、退院となりました。医者の診断によれば、神経症とのことでした。

●嵐の時代へ

この一件後、会社は辞めざるを得なくなり、私は仙台の親元へ戻りました。そこでひきこもりの状態になったのです。

それまでの忍耐の歴史、記憶が重石のようにのしかかりました。ほかの人たちは恋愛だ、結婚だと言っている時期に、そのようなこととはまったく無縁でした。なにゆえに自分がこんな状態になってしまったのか、わけがわかりませんでした。

そんな現実から逃れるために、私は家から金をくすねて酒を買い、飲んでいました。あのとき、内面には泥水のような感情が渦を巻いていました。酒を飲み、理性がなくなると、感情が爆発します。ケンカに無銭飲食、留置場泊まり、家庭内暴力。とんでもないことをひたすらくり返していました。

両親はそのような私をどうすることもできず、精神病院の閉鎖病棟に入院させました。それしか方法はなかったのです。

当時、私の病は「精神分裂病」と呼ばれ、医学的にも原因不明の不治の病とされていました。医療の側にもこの病に対する偏見が強くあり、患者に病名を告知するなどということもありませんでした。医学的治療は、強い薬を飲ませて患者の精神を鈍麻させます。患者は廃人のようになっていきます。しかし、そのような治療では私の内奥の疼きにはふれ得ず、心の根本的な治療にはなりませんでした。閉鎖病棟の閉ざされた環境で半年も強い薬を飲んでいると、外見的には落ち着いてきて、精神活動は完全に鈍麻します。母はそんな私の状態を見て、医者の反対を押し切って退院させてくれました。

しかし、私の内面は何も変わっておらず、薬が切れて精神鈍麻の状態が改善されてくると、また心の疼きが起きてきます。再び家から金をくすね、酒を飲んで以前と同じことをくり返しました。そのたびに両親は私を精神病院へ入院させました。そうするしか方法がなかったのです。私の精神科への入退院は、二五歳から三三歳までの八年間にわたって八回くり返されました。

当時、病棟はひどいありさまでした。今から三〇年以上も前の精神病院です。建物は古く、一度閉鎖病棟の中に入れられ鍵をかけられてしまえば、患者は人間扱いされません。病院は患者を入院させておけば儲かる仕組みになっていて、患者は飼い殺しの状態になっていました。私は閉鎖病棟で、家族から見捨てられ、社会に居場所がなくなり、一生を精神病院で暮らさなくてはならない多くの人を見てきました。

キリスト教と出会い、人と交わり、解放された

そのような状況を目の当たりにしながら、なんとか生き延びる術を見つけようと考えていました。そして二五歳の頃、心の中で嵐が吹きすさぶなかでキリストの門をたたいたのです。私の最初の精神的な病は、対人恐怖、視線恐怖でした。これは人間性への無知に由来していました。私はキリストの門をた

たき、人間というものを初めから学び始めることをしました。これが後年、大きな救いとなりました。人間というものは、人との交わりの中で自分自身を見出していくものです。完全に心を閉ざしていた私に必要だったのは、お互いに心を開き、心を許して人と交わることだったのです。

私が病に罹ったのは、性的なことが原因でした。性には淫靡な感覚が伴います。しかしキリスト教に導かれ、人間は誰しも罪人であると知りました。まさに精神の病に陥ったのは、自分自身の中に根差していた〝罪〟だったのです。その罪の意識に責め苛まれ、病に陥りました。そして、それをさせたのは私の良心でした。

精神的な病とともに、五〇年近い歳月を生きてきました。私の人生を大別すると、一七歳から二五歳までの「悩み」の時期、二五歳から三三歳までの「迷い」の時期、三三歳から四〇歳頃までの「苦しみ」の時期、そして苦しみから「解放」された現在に至る時期に分けられます。悩みの時期には黙って忍耐し、迷いの時期にはくり返し入退院する体験をし、苦しみの時期は社会復帰への道を模索しました。

私が自分の病名が統合失調症（当時の診断名は「精神分裂病」）であることを知ったのは、八度目の入院をした後、退院したときでした。廃人同様の状態のなかで病名を知り、私は狂気から正気への道を歩み始めました。

まず求められたのは、厳しいながらも現実を受け入れることでした。私は自分のありのままの姿を受け入れていきました。それは一人ではできることではなく、私にかかわる人に私のありのままの姿を受け入れてもらう必要がありました。両親や教会での人間関係の中で、また職場の中でその道を歩み始めました。

●力を尽くして働き、休息した

最初は病院からの紹介で、精神障害者を受け入れてくれる会社へ就職しました。三年ほど勤めたでしょうか。そこで自分というものを築き上げてきました。しかし、会社は私をあくまでも障害者としてしか扱いません。給料も法律の最低賃金以下です。そこで私は賭けに出て、病気を隠して一般の会社に就職しました。

それは大変なことでした。健常者との能力の違いは歴然としてあります。そして、病気のことを誰にも話せないのです。私は大きな負荷を背負い、毎日仕事場へ通いました。精神的にも肉体的にも疲労は蓄積してきます。私は限界まで働き、そして会社を辞め、二か月、三か月と休息しました。回復すると、再び職業安定所に足を運び、仕事を見つけて働き出しました。また自分の限界まで働いて、仕事を辞めて休息に入る。そのようなことを七年、八年とくり返してきました。

すると、そのうちに、当たり前の暮らしがなんとか送れるくらいまで、私の体力も気力もついてきました。決して安楽な道ではありませんでした。でも、それは私にとって必要なことでした。

最後に、長きにわたって精神的な病とともに生きてきた私の所感を述べます。

まず、生活が現実にしっかりと根ざしていることが大切だと思います。生活が現実から乖離すると、妄想がわいてきます。そして、生活が妄想に支配されます。それが私の考える統合失調症の大きな原因です。

人は、いくつになっても成長します。人生体験を重ねるたびに人間は成長していきます。この時間の経過とともに、人間としての成長を成していく。それが精神的な病に対する真の治療であり、新しい人へと生まれ変わる大切な過程なのです。

File 22

大いなる使命への自責の念、破滅の恐怖

T・N（東京都）

幼少期の〝彼女〟が現れ、脳裏を駆けた宇宙船計画

自分は「統合失調症」という病気を抱えて生きている。どうしてそうなったのかを語る上で、自らの幼少期から少年時代にかけての経験を語らないことには、おそらく話の筋がまったくわからないものになってしまうと思われるので、そこから始めなければならないことを了承願いたい。

遡ること三歳のとき、家族で新興住宅街にあるアパートに引っ越してきた。南はアパートや団地が立ち並び、北は遠くまで田んぼが広がっている、そんな場所だった。

引っ越してきて間もなく、別の二棟のアパートの家々に足しげく通うようになった。通った先は二つの家で、最初に通い始めたのは自分とさほど歳の変わらない、ある女の子の家だった。何度か話しているうちに、その女の子に夢中になっていた。当然子どもだったので、それが恋だとかまるでわかっていなかったが、その子の声や仕草にすっかり惹かれてしまっていて、つまり初めて女性を好きになったのだろう。ほかの女の子とは明らかに違う感情を抱いていたから。それにその子の声がうらやましくもあった。自分にはありえないものがあった。

同じアパートのもう一つの家にもよく出入りしていた。いろいろ教えてくれる兄貴分みたいな男の子がいて、家にあったたくさんの本を読ませてもらっていた。最初はドラマの原作のような本から読み始めて、そのうちに自然科学や歴史の本も読むようになった。その子の父親は物書きのような仕事をしていて、いろんな本があった。

そんなこんなで、いつの間にかいろいろ知っている少しだけスーパーな幼稚園児になっていた。

●ビッグバン再び

それから少し経った頃、季節は秋だった。稲穂が揺れるのを見て、ふいに一つの仮説が浮かんだ。大昔に書かれたらしい本で見た図と、ある数学の理論が元だった。それはビッグバンが一度だけのイベントではない可能性だった。もし、再びビッグバンが起これば、地球は一秒と経たずに消滅する。

なぜそれが浮かんできたのかわからない。好きな女の子を助けたい、一緒にずっといたいと思い、自分がリーダーになって地球から宇宙の外側へ脱出するための宇宙船を建造する神にも等しい存在になることを考えた。そうしなければ、世界中から研究者や技術者は集まらないと思った。

だが、自分が神になる資質を試されたとき、立ち振る舞いに失敗し、おそらく千年に一度のチャンスが手からこぼれ落ちた。少し好きだった女の子に自分の構想を告げ、それは関係ないよと言われてしまい、怖くなって逃げてしまった。そして、しばらく家に閉じこもった。

最後はその女の子が家に来てくれて助けてくれた。それからは二人でよく出かけるようになった。といっても子ども同士なので、一緒に行くのは図書館や市民ホールくらいだった。

あるとき、その女の子といるときに、好きなら気持ちを伝えてほしいような素振りを見せられ、にもかかわらずそれをしなかったら去られてしまった。

それから気が抜けたようになってしまって、小学校に上がっても学校になんとなく通うだけで楽しくなかった。そして二年生のときに再び引っ越すことになった。

新しく移り住んだ所では少し歳の離れた女子と仲がよくなった。何度か一緒にも遊んだ。そんな折、自分のことを徹底してライバル視する男子が現れた。あるとき、年上の別の男子をそそのかして、自分を敵視していたその男子に傷害を負わせてしまった。いきさつを知られ、大学病院でカウンセリングを受けることになった。渦中にはいなかったが、この一件に無関係ではなかったその女子が心配そうにしてくれたとき、自分ではうまく言えない気持ちを初めて言葉にした。しかし、気持ちに応えてもらえず傷つき、利己的な振る舞いをしてしまった。

そして、再び引っ越しするのを機会にこれらを全部忘れることにして責任を逃れた。

明解な脈絡をもって説明するのは難しいが、こうした幼少期、学童期に自分が経験したことは、病気に関係しているかもしれないし関係していないかもしれない。

それはともかく、何も考えず、人生をどう過ごすかを思慮しない在り方へとかなり早い時期に成り下がった。それから時を経て、好きな人や自分の使命を忘れて大学へ進学した。どういった仕事にも行けるだろうからと生物学を専攻し、将来の選択を先延ばしした。

悪いことに、パソコンで世の中のたいていのことができるようになるとわかっていたため、小中高と勉学以外のことがまったく疎かになっていて、自分には選択肢といえるようなものがなかった。そして、自分の口の障害、言葉を使って人と対話するということの障害にまったく向き合ってこなかった。

驚きのことが起こった。かつての初恋の人、幼少時に一緒に遊んだ彼女が一人のアーティストとして活躍していた。すっかり記憶にフタをしていた自分だったが、最初にその人の歌声に魅了され、次に人生のどこかで聴いた声、会った人だと直感した。記憶が甦ったのだ。

すべてを思い出した自分は、本当に好きだった人があまりにも違う世界にいることにどうしたらいいのかさっぱりわからなくなり、徐々に行動に変調をきたしていった。周りの人間は、自分のそれを見ると次々と離れていき、大学のレポート課題にも手が付かなくなっていった。

その頃から、音楽と工学に完全に心が偏り始めた。かつての自分の使命、宇宙船の建造や本当に好きだったことを遅まきながら思い出したのだった。もはや、生物学に一切の興味を失い、急激な方向変換をしようとしたために、大学の講師陣と軋轢が増え、友達も激減した。

自らの障害と何もできない自分に失望して、かつて自分がやろうとしたことのプレッシャーに押しつぶされ、いつ訪れるともわからないビッグバンの恐怖、死の恐怖から、大学四年のときに自室に閉じこもり、酒に溺れた。幻視幻聴をきたし、そして看護師に連れられて病院に入院することになった。いくつもの助け舟をふいにしたツケがついに来たのだ。

高い目標だからこそ、近づいていく大きさ

半年間の入院を経て、大学に復帰することになった。入院中はひたすら点滴を打ち続ける日々で、不自由な時間を過ごしていた。栄養失調のような状態で、慣れない入院にイライラすることもあった。それでも何とか退院して、自宅療養程度はできるようになった。

退院後、保健所のデイケアに通い始めて少しだけ元気を取り戻すようになり、せめて大学を卒業だけ

はしておこうと、医者と相談して決めた。必要な単位はほぼ取っていたので、ゼミと実験に集中できたのはとても幸運だったと思う。

ただ、退院後の生活が不規則で夜中に起きてしまったり、日中に活動しづらくなることがあったりして、施設に入所しながらの通学になった。そのため生活の細かな指導が受けられるようになり、当初はとてもうまくいった。

ところが、大学を卒業すると施設の中にいる状態になって状況が変わり始めた。焦りや不安から眠れなかったり、施設の職員とぶつかったりすることもしばしばあった。スポーツができる施設だったので、気持ちをそこへぶつけることができて爆発することはなかった。

そんななか、ある女性と親しくなり、相談にものってもらったりして少し支えられた。彼女のためにも働きたい、その思いから作業所にも通い始めた。しかし、そのことで自信過剰になり、まだ不安定だった自分は自殺未遂をして、再び入院することになった。

ちょうどその時期、当時親しくしていた女性に好きであることを伝えた。そして言葉の重みを思い知った。三歳のときに出会った本当に好きだった子には何も言わず、一番ではない人にそれを言ってしまった。退院後、最初は楽しかったしうれしかった。でも、少しずつ後悔を感じるようになっていき、重圧に負けてたばこに依存するようになった。すると徐々に彼女との関係は悪くなっていった。新しい施設に移ることになり、いろいろなストレスから病状は再び悪化し始め、高熱をくり返すようになり、幻視も見るようになって再び入院した。

●まだできることがある

関係が濃くなった人から離れることで少しずつストレスから解放され、また別の新しい友人ができた。彼らと話しているうちに、まだ自分にもできることがあるんじゃないか？　自分のしようとしていることは達成されていないどころか、全然進んでいないことに気がついたのだ。

それからは、まじめにデイケアや作業所に取り組めるようになり、社会復帰施設を経て生活は独立することになった。作業所で草木染やバレーボールに真剣に取り組むようになると、自信を少しだけ取り戻した。やればできると。

草木染は京都に個人で出向いて勉強するほどに意欲を取り戻したし、かねてから懸案にしていた宇宙船の設計を目指して自然科学の専門書を入門レベルから読み始めた。その一方で楽譜の勉強も始めた。

つき合っていた彼女との関係を清算して作業所中心の生活に組み替えて、課題に取り組むようになった。女性といると楽しい面はあったが、不安定になるし物事に集中できなくなるので、あまりのめり込まないようになった。そうするとだんだんと作業と勉学に集中できるようになって、自信がついて希望が持てるようになった。その後、検診で異常が見つかると、健康のためと資金を少しでも勉強へ回すため、たばこをきっぱりとやめた。

その後、サッカー好きということもあってフットサルのチームに入ることになり、人間関係を少しだけうまくできるようになった。いろいろな人との出会いがより一層の自信につながった。もともと大学時代から始めていた山登りも盛んにするようになり、忍耐力や集中力が養われるようになった。今はそのどちらもしなくなったものの、今取り組んでいることに挫折しないでいることの土台になったと思う。

初恋の人への思いは今でもあるけれども、やるべきことをすることが今とても生きがいだし、誰かに依存するのではなく、目標を見つけてそれに向かっていくことで、とても充実した日々を送っていると思う。

高い目標だけれども、だからこそ、そこへ少しでも近づくことで自分が自分でいられる気がする。

File
23

ライフストーリーにみる素因、環境因

竹内政治（さいたま市精神障害者当事者会ウィーズ・埼玉県）

引きやすいトリガーが容赦なく引かれた

それにしても、「トリガー」とはよく表現したものである。直訳すれば「引き金」かしら。むろん、トリガーは人それぞれだから一概には言えないが、パターン化はされている。人間関係に起因するケースはよくあることですね。とかく、自由や個人主義が叫ばれる昨今、メンタルの病がはびこるのは無理もないことである。

さて、一般論はもういい。

私のトリガーを語っていこう。私の両親は離婚している。夫である父親の暴力が原因と母からは聞いているが、真相は定かではない。私を含め三人の子どもに恵まれた両親は破たんしてしまったが、生まれた子どもたちのことを書きたい。

私は末っ子の三男。母は私だけ連れて上京した。上の二人は生まれ故郷に育つことになるのだが、おもしろいことが数十年後に起こる。三兄弟は育つ環境が違うにもかかわらず、漏れなくある時期になると精神病を発病することになる。はてな？兄弟たちが離れ離れになって関係性はないのに、なぜ発病？

私にはある仮説がある。この病気は「遺伝的要素」があるということ。こう言ってしまったら身も蓋もないが、私が精神科の初診でまずやらされたことが家系図作りである。トリガーの種が生まれる前から蒔かれていると考えれば、悔やむ暇もないのである。その対極に優生学があったりするのではないだろうか。それらのことがトリガーその一。

その二は「環境要素」になります。私は子どもの頃からマセていた。そしてやんちゃな悪ガキだった。小学校では喧嘩に明け暮れ、将来は立派な非社会的構成員になる勢いである。しかし、少なからず恩師や友人などのいい出会いに恵まれたので、牛歩ではあるが徐々に私も社会性を身につけたようである。よく血が騒ぐなどというが、私は生まれついての野蛮人として今も存在している。

中学のときだった。根っからマセていた私は、異性の好感を得るべく過激なダイエットに走る。その結果が摂食障害である。しかも過食嘔吐のほう。現在、私は五〇歳を目前に控えているのだが、その私が中学の頃といえばはるか彼方。

その当時、摂食障害という言葉は存在しなかったし、していたとしても私の耳には入ってこなかった。誰にも相談できずに、発病する一九歳までせっせと食べては吐きをくり返していた。正直に言うと、摂食障害と統合失調症との因果関係は私にはわかりません。研究者じゃないので。しかし、摂食障害でもがいたその数年間は、私にとっての前兆期だったと信じるのです。

客観的に振り返れば、私の青春時代は決して突飛なものではない。摂食障害以外はいい時代だった。感受性が強く、空想好きな男の子だったと思う。少なからず抱えた闇もあった。その闇とは家庭環境である。母は私が小学四年生のとき再婚する。いや、再婚じゃない。相手の男性には家庭があったのだから。よくいう内縁の妻だろうか。私は家に入り浸るようになった、その父親もどきが嫌いだった。やがて弟が生まれる。

以下、余談。

その弟だけは未だに健常者として社会人生活を送っている。私の母と実の父を親に持つ三兄弟は全滅なのにね。血と血の掛け合わせが不幸を生む。私はそんな悲劇を、身をもって体験した。さらに余談になるが、母の親戚にも精神病が多く、その時代で彼ら彼女らは苦労していたようだ。

そんな血縁背景もあって、母は偏見の塊である。私が発病する前も、してからも、精神病は恥ずかしいものだとよく言っていた。おいおいおっかさん、今はそんな時代じゃないんだよ。と言いたいが、果たして精神病の偏見や差別は解消されただろうか？私は自信を持って精神病は恥ずかしいものじゃないとは言えない。確かに精神科の敷居は低くなり、早期発見治療により予後がよくなったのは事実である。若い当事者たちのその多くが、病気とは思えないスタイリッシュさと笑顔を持って生きているのを見るにつけ、私も勇気づけられる。血筋に対する思い込みや干渉はいつも悲劇を生む。冒頭に出てきた優生学。平成二七年一一月には、茨城県の教育委員会の会議で、「障害児が生まれてくるのをなんとかできないのか」などと言った有識者がいた。いい種だけが残れる世界は、のっぺりとしたなんの感動もない世界だと思う。まぁそんなわけで、我が血族の中で優秀な末の弟よ、いつまでも元気でな。

●こだわり

本筋に帰還。

素因と環境。あとはさまざまな要因が重なり合うと、精神病は発症する。ストレスに弱かったり、気持ちの切り替えが苦手だったりする人は要注意。私はまさしくそんな人間です。ストレスには弱いし、いつまでも愚図愚図と物事を引きずる。よくも悪くも、感性が強過ぎるし鋭過ぎるのである。本をたくさん読んで、音楽をたくさん聴いて、泣いて笑ってパンクしたクチである。

ずばり、私にとってのトリガーは「こ・だ・わ・り」です。厭なことは受け流さなくてはならないし、気持ちの切り替えは大事なのに、まるで私はうまくいかない。好きなことに強く執着するのも変わらない。あと、騙されやすい。何事にも中途半端でやり遂げられない気がします。そうかと言って、ココロ閉ざしても生きられない。

ただ、思うのは私のような半端者でも少しは可愛げがあったようだ。そのおかげで精神科入院の時期も、患者仲間や看護師などによくしていただいた思い出がある。そもそも、入院は昭和の時代。長期入院が当たり前でした。

私は高校を卒業後、父親もどきの経営する左官屋に勤めた。そこには、もどきの本妻をはじめ実の子どもたちがいて、私は複雑な人間関係の中、気を遣った。仕事も徹夜が続くなど、睡眠時間の乱れは容赦なく襲いかかった。

やがて、妄想が現れるようになった。自分は世界から必要とされているなど誇大妄想や、同僚に悪く言われているなど被害妄想が兆候になり、ついに発病する。それは仕事を終わらせた車の中。真冬だった。朝から妄想にやられていた私は、涙をポロポロこぼしながら運転中である。足の先から頭めがけて血が逆流するあまりにもひどい幻覚体験に襲われてしまった。錯乱。恐怖。阿鼻叫喚。もう手遅れで精神病院に収容された。今振り返るとパニック障害の重症のような気もする。保護室に入ったときは、人生終わったと思った。

●トリガーは再び引かれる

後半です。

発病するトリガーについて書いてきたが、リカバリーして時間が経ち、環境が変わっても、トリガーは容赦なく引かれることを書いておこう。ちなみに、「リカバリー」を日本語にすると回復ではなく、いろんな説が出てくる。後半のリカバリー編でそのあたりにもふれようと思う。

私の名前でネット検索すれば、当事者活動のことがアップされる。退院後、非開示で働き、理解者に出会い、社会資源を受けてつくづく感じたことがある。この病気を経験した当事者の主体性はどこにある？という疑問だ。そこから私の活動ははじまり、ひとつの社会運動のつもりで生きてきた。

残念ながら、私には就労は向いていない。当事者活動の延長で働き始めたグループホームの仕事で、五年目にしてとてつもない巨大な壁にぶち当たった。むかし、村上春樹が卵と壁に例えて体制とそれに翻弄される人たちについて講演したが、まさしく私は壁に当たってくだけた卵だった。ルーティンとしてやっていた日記をつけること。ブログを書くこと。家計簿をつけること。そして服薬管理等のセルフケアも役に立たず、仲間からあれだけ心配されたにも関わらず、私は駅のホームから跳んだ。

それはまるで催眠術にでもかかった状態だった。成す術もないとはあのことかと思う。死に切れずに命は残った。両足を持っていかれたが生憎頭はしゃんとしている。その顛末のトリガーについてはまだわかってはいない。まるで賽の河原である。こつこつ積み上げたものが、トリガーを引いたことにより発射される弾丸で粉々になっちまう。ルパン三世の歌を思い出します。「さだめ〜なのさ〜ルパン三世〜」。トリガーはこだわりだと私は書いた。

あともうひとつは業なのかしら。「ごう」である。それでも天は私に命を残した。うむ。出直しだ。トリガーでいくら破壊されようとも命がある限りはなにかを成そうと思う。足が一足お先に涅槃（ねはん）にいって私は憑きものがおちた気分である。

いつか私もこの社会に風穴をあけるべくトリガーを引く。撃たれっぱなしは不公平だろ。今度は私に撃つ順番が回ってくるだろう。精神障害者がよりよく生きられる社会をあなたと共に創る。それがこれからの私に与えられたトリガーなのである。

生きている限り、何度でもやり直せる

にしても、「リカバリー」とはなんて便利な言葉だろう。精神保健福祉の世界で多用されているが、その深い意味までは理解していない人たちも多い。リカバリーは「回復」ではない。障害と付き合いながらよりよく生きていこうとする旅路である。リカバリーは一回で終わりではなく、何回でもはじめられるものでなくてはならない。

一般論は、もういい。

私のリカバリーストーリーを書いていきたい。私が発病したのは昭和の終わりごろでした。その当時の閉鎖病棟は想像を絶する環境であった。汚物の匂いが漂ってくるデイルームで、牢屋のような保護室で、カーテンなどの仕切りのない大部屋で、私は二年間暮らした。もう、外の世界でやり直す自信はなかった。しかし、主治医の支援と当時あった院外作業を使い退院した。

娑婆に出ても私は所在無げにしばらく実家で暮らした。自分のアイデンティティは実感できなかった

のを今でも覚えている。非開示で働いてだいぶ経ったころ、私は一人暮らしを始めた。私のリカバリーの第一歩はそのワンルームアパートから始まったのです。

本を貪るように読んで、給料の多くを音楽に費やした。やっとそこで私は一息つけたような気がする。精神障害者が地域で暮らせること、親に依存するのではなく自活すること、そんなことがリカバリーのはじまりなのではないか。

非開示で私は三五歳まで生きてきた。やがて理解者に出会い、私は非開示をやめた。作業所へ行ってみた。そこで受けたカルチャーショックを書こうと思う。作業所の職員はよく私を褒めてくれた。よく観察すると、メンバーのことを分け隔てなくいいとこは褒めていた。無論、常識外のことをメンバーがすれば注意はするが、基本的な対応はいいとこを伸ばすやり方だった。私が三五年間生きてきた世界は叱ったり、尻を叩いたりして成長を促す「否定の文化」だったと思う。それに対して作業所で感じたものは「肯定の文化」だった。あなたはどちらの文化がいいと思う?少なくとも私が居心地いいと感じたのは「肯定の文化」だった。

そんな反面、メンバーがいつも言っていたのは親には逆らえない。家を追い出されたら生きていけない。などの不安なことばかりだった。そのとき私が強く感じたのはメンバー（当事者）の主体性はどこにあるのだ、ということ。二〇〇六年に立ち上げた当事者会「ウィーズ」（注一）という自助グループは、そのような動機で始まったのである。

●「ウィーズ」とともに

その自助グループでの活動がさらなる私のリカバリーを後押しした。発足してから一〇年間。ウィーズは突っ走ってきた。私は公の場で体験などを語る機会が増えた。少しずつ講演での成功体験を重ねると、またリカバリーのステージが上がった気がしたものだ。この辺りは先ほど書いたことと重なるところ。私は当事者活動を中心に生きていればよかったのだが、福祉的就労にこだわりすぎて、結局は積み上げたリカバリーは崩れ去ってしまった。泣きごとは言うまい。命があって儲けもんだ。ただ、冒頭で書いたようにリカバリーは何回だってできると思う。両足がなくても車椅子でどこへだって行けるし、私の使命もはっきりした。私は当事者活動を通して精神障害者の理解を世に広めるべく啓発活動をしていくのだ。今の私がするべきことは普及活動だと言ってくれた人がいる。

確かにリカバリーは賽の河原で積み上げた小石の塔のように、鬼というクライシスにたやすく崩されてしまう。しかし、生きている限りは、やり直せる。やり直しのきかない人生なんてないのである。これから私は虚勢を張るのをやめたい。謙虚になりたい。本当の意味での謙虚さを身につけ、残された人生を有意義に送りたい。なにげない日常。それがリカバリーには最も必要なものだと思ったりします。

（注一）精神障害者の自助グループ。精神障害者の親睦と情報交換を主な目的とし、健常者スタッフは置かず、当事者のみの力と工夫で運営している。

医学解説　佐竹直子（精神科医）

本章の冒頭で説明したように、統合失調症はその人が持つストレスに対する脆さ（脆弱性）が関係して発症すると考えられています。ストレス脆弱性の要因にはいろいろあり、その一つとして、その人がもともと持つ性格や気質が関係しているといわれています。

●似通った傾向

統合失調症の方々には性格に似通った傾向がみられます。内向的で孤独を好む自閉的な面、神経質で緊張しやすい感受性の強い面、そして正直で従順な面、時に鈍感といった感受性の弱い面などです。言い換えると、人づき合いは苦手で引っ込み思案、交友関係は限られ人にも物事に対しても緊張して構えてしまい、正直で要領よくできず頑固のような性格です。

なぜ、統合失調症の人にこのような性格傾向があるのか、長年いろいろな説がいわれてきました。最近の研究で、統合失調症の脳の機能（働き）自体に異常があることが少しずつわかってきたことから、このような性格傾向はそもそも脳の機能に問題があり、そのためにこのような性格傾向が生まれる、つまり発症前からみられる性格傾向自体がすでに病気の前駆段階であるのではないかとの考え方が支持されるようになってきています。遺伝についても、このような異常を起こす脳の体質を受け継いだと考えれば矛盾が少ないと思われます。

●鋭くて脆い

ここに紹介されているどの事例をみても、非常に感受性が鋭く、ガラスのように繊細で脆い気質がうかがわれます。思春期から青年期の生活で、おそらく多くの人達がぶつかるだろう困難や失敗を自分の力で乗り越えて成長すること、こうありたいと願う自分と現実の自分とのギャップの狭間で自分が社会の中でどのように生きていくのか、どう存在するのかを決めて、自分らしく生きることに精一杯向き合っている姿が書かれています。そのなかには、たとえば恋愛や性の問題など情動的に揺さぶられる体験があります。そのとき、ごくありふれた刺激や変化が、感受性が鋭いがゆえにその人にとって大きなストレスとなり、それらが次々蓄積してやがて発症に至っていく。まるで大雨が続いてダムが決壊し大洪水が起こっていくかのような状況がみられます。

おそらく本人のなかでは、自分の生活に実感が持てないような感覚や、人と一緒にいるだけでどきどきする、些細なことが気になる、感覚が敏感になり過ぎるなど社会生活での不全感が生じています。しかし、自分が周囲にどうみられているのかが気になり、相談できずに悶々とした状態が長く続いていくのでしょう。家族や友人も、特に大きな問題を抱えているようにはみえないため、なかなか本人の苦悩を察知したり共感したりすることができず、救いの手はさらに得られにくくなるのです。

●蓄積から発現するケース

筆者の外来でも、「原因はよくわからないけど、学校へ行かなくなった」と親に連れられて受診される方がいました。元々内気で友人も少なく、特にいじめや家庭内で問題があったわけではなく家にひきこもっていました。そのときには統合失調症の症状は確認できず、外来も途絶えましたが、数年後、「自分を狙っている組織がある」と激しい被害妄想がみられるようになり、再び病院を受診しました。治療が始まり、いろいろなことを話すようになるなかで、小さい子どもの頃からの緊張感や高校生活に入ってからの不全感、周囲に対する強い緊張などを口にされました。高校生活はクラブ活動で活躍し、周囲からは問題なくやっているようにみえていたのですが、実は毎日がストレスの連続だったのです。イベントとしてのトリガーはなかったが、ストレスの蓄積から統合失調症の発症に至ったことがわかりました。

最近では、このような発症前駆状況へのアプローチについての研究や実践が注目されています。一人で悩んでいる状況に対し、ようやくサポートが届く時代がみえてきたのだと感じます。

6

詩、インタビュー、マンガ

File
24

君に捧げる詩

月空［仮名］（ひきこもりを考える精神保健福祉士・富山県）

この話を彼女に捧げる。


「一緒に勉強しない？」

高校二年のとき、
彼女はそう、僕を誘ってくれた。

あなたなら、一緒に京都大学行けるよ。

僕は、天にも昇る気持ちだった。


彼女と初めて話したのは学園祭のとき。

僕は、サザエさんの家の模型をつくるリーダーだった。

彼女がいたから、ものすごく張り切った。

ずっと、彼女をみていた。

彼女の人とは違う存在感。聡明さに僕はあこがれていた。

彼女は、足をけがしている時期があった。

心配だった。
そして、学園祭でのきっかけで話したとき、
「そういえば、ずっと前、足をけがして、顔が青くて心配したよ」
彼女には、その一言で、僕がずっとみていたことが伝わった。

学園祭は大成功して、金賞に選ばれた。

僕は彼女と勉強を始めると、
彼女が言ったとおり、
夏休み一日八時間一か月真剣にやると、一〇〇番ぐらいから一桁になった。
東大に一〇人以上合格する進学校だったから、
先生にもどこでも行けるよって言われた。
彼女に追いつきたくて、必死だった。

すると、どんどん信望が厚くなった。
でも、ぼくは、幸せの絶頂であるのに、
だんだんだんだんと、息苦しさを感じ始めていた。

僕のそのときの世界には、もう一面ある。

僕の姉は統合失調症だ。僕とは八歳離れている。
そして、僕が一〇歳のときから高校を中退し、ひきこもっていた。
家の中では、僕以外の両親と姉のけんかが絶えなかった。
僕は、この、異常な家で、誰とも話さず、ぼーっと一人でいた。
食事も漫画を読んで、ほとんど話さない。
風呂に入っているときは、完全に一人になれるので安心だった。
一時間ぐらい入っていた。

そして、僕が病気にいたる引き金は、突然弾かれた。

高校三年になる春休みの前、
僕が、家で勉強をしていると、姉が僕の問題集を見て真っ青になった。
そして、僕の前で暴れて、オーバードーズ（薬の飲み過ぎ）をした。
僕がいい大学に行くのを邪魔したかったのだろう。
そこで、僕は悟った。僕は、姉を苦しめる存在なのだと。
僕は、母から守られて気づかなかったのだが、
姉は、僕のことをずっと嫉妬していた。
僕を憎み続けていたのだ。

そして、僕自身の自己否定のスイッチが入った。
それは、幸せな学校生活の奥の奥に閉じ込めていた感情だった。

僕は、姉が家にひきこもり始めた時期、
姉からいじめられていた。
家族のけんかをみて、僕自身、自信を失っていた。
そして、小学校でもいじめられていた。

毎日毎日、家でも学校でも、
自分を否定される。

親は僕が目の前で姉にいじめられても助けてはくれない。
ただ傍観していただけ。

そして、僕が学校でいじめられていることも知っていたようだ。
僕が言い出すのを待っていたと言うが、
ただの傍観だよねって、あとで感じた。

それは数か月ぐらいで、酷い状態は落ち着いた。
姉のことは、別の世帯を持つ兄が帰ってきたとき、姉をしかってくれた。

学校でも大問題になって、表向きはいじめられなくなった。
馬鹿にされたり、嫌みを言われたりは続いたけどね。

僕は、異常に知能指数が高かったみたいで、
友達が受けるから、勉強もせずに、
中学受験をしてみると受かってしまった。
宿題もあまりやらない生徒だった。
その友達の一人は一年ぐらい塾に行って落ちていたんだけどね。
そして、合格した友達に、
「おまえって天才かもな」って言われた。
その一言で、自信がついて、
何にでもチャレンジして、
部活では、毎日五キロぐらい走ったり、
そのときに親友もできた。
行事でもリーダーシップをとったり、
割ともてた。

僕は、天然ぼけらしく、それが面白かったのもあって、
周りには僕を慕う人が集まり楽しかった。
女の子からもよく声をかけられた。
学校の勉強は嫌いだったけど、
知能指数のおかげで、授業を聞いているだけで
割とついて行けた。
そんなに、成績はよくなかったけどね。
学校では、中学一年から高校二年までは幸せだった。

話は戻る。

そして、姉があてつけの自殺未遂をしたとき、
僕は、小学校時代の感情が、どーっと戻ってきた。
厳重に厳重に蓋を閉めていたものだった。
なんとか落ち着かせようとしていた。

高三になって、彼女とはクラスが別れた。

なんとなく、その教室に違和感をもった。

同じ世界なのに、異世界にいるみたいに。
僕は、心がすごく疲れていたので、
いつもなら、人に話しかけるのだが、
その元気がなかった。
後ろの席の女の子が、僕にこびを売るように、
僕に直接言わずに、話しかけて欲しそうなことを言っていた。
僕は元気がないので、無視をしていた。
そして、しばらくその状態が続いた。
第二弾のスイッチが入った。
女の子のグループは、示し合わせたように
僕の悪口を言ってきた。
ぷつんと、僕の何かが切れる音がした。

すごくすごくうつの状態になった。
学校にも家にも逃げ場がなくなったのだ。

それは、一回だけで、僕を慕う人から、
その女の子達にストップがかかったみたいなことを感じた。

悪口ではないが、ずっとその女の子達は、僕の噂話を続けていた。
僕は、その下品さに完全無視を貫いていた。

なぜかわからないけど、彼女とは廊下でよくあった。
彼女が僕に話しかけてくれるのが唯一の救いだった。

でも、成績はどんどん落ちていった。
高校一年の問題が解けないレベルに。

僕の噂話は、激しさを増すばかりだった。

そして、僕の周りからは、人がどんどん去って行った。
あれだけ、慕ってくれていた人たちも。

去るというより、一定の距離を開けて、取り囲む感じで。
本当に仲のよい人と彼女だけは僕に話しかけてくれた。

そして、僕は、夏休みに賭けていた。
また、一か月猛勉強を続ければ、成績は戻るだろうと。
でも、時間をかけてもかけても、一つの単語が覚えられない。
夏休みの終わりに、僕は絶望した。
完全に挫折を認めた。
彼女と一緒に京都大学に行くのは無理だろうと。
彼女に電話して、「僕は挫折した」と言って、
言葉にはしなかったけど、彼女と距離を置いた。

僕は、それから、妙にハイになった。
運動会のデコレーションで、無茶で失敗するに決まっている企画にのめり込んだ。
そのときだけは、また、僕の周りに人が集まってくれて、
僕に協力してくれた。
僕は、一週間でトータル八時間ぐらいしか寝てなかった。
そして、やはり大失敗した。僕は、みんなの前で大泣きした。

そして、明らかな異常を認識した。

まったく知らない人から、道すがら、
「ショックだったよね」って言われた。
それを契機に、街中から僕の噂話が聞こえてくるようになった。

僕が寝ている部屋の外からも、毎日、酔っ払ったような声で、
僕の噂話が大声で聞こえてくる。
そして、その異常に対しては誰にも話せなかった。
自分がおかしいと思われることよりも、
ふつうのこととして応えられたら、その世界が固定されるという確信があった。

そして、僕にはエネルギーが残っていなくて、
何もする気がしなかった。
授業に出ても寝てばかり。

一度授業であたったとき答えられなくて、
「どうしたんだ」
の一言に泣きながら教室を飛び出した。

それ以降、どの授業でもあてられなくなった。
僕は、彼女が笑顔を向けてくれるときだけが、
唯一楽になれる時間だったが、
僕が彼女の未来を奪ってはならないと思った。

そして、噂話で、彼女にいたずら電話がかかっていることを知った。
僕を好きな女性が、彼女に嫉妬しているのだと思った。

そうだ。彼女から離れよう。
唯一の救いであった彼女にあっても無視をした。
彼女は僕から離れ、京都大学に入り、僕はそれなりの大学に入った。

噂話は酷くなるばかり。
そして、僕は、独りになる練習をした。

そして、病気はどんどん酷くなり、ピークの急性期を迎えた。
大学二年の終わりの春休みだった。

なぜかは知らないけれど、母親は東京にいる兄のところに連れて行った。
兄は土下座をして僕を追い出し、
僕は、中学時代の部活の親友のところに泊まりに行った。
最後の命綱だった。
そして、地元に帰ると、その親友からは、一切連絡が来なくなった。

僕は、存在してはならない。人を好きになってはならない。
言葉にはしなかったが、静かに深い深いところで決断をしたと後で気づいた。

File 25

私の生い立ち～出会いと生きがい

［話し手］早坂潔（浦河べてるの家・北海道）
［聞き手］小林茂（浦河べてるの家・北海道）

早坂潔さんは、社会福祉法人浦河べてるの家の理事であり、べてるの看板男「ミスターべてる」として、全国で講演活動や日高昆布の販売に活躍しています。潔さんに病気の始まりから病気になって浦河に来るまでの歩み、今の生活について話していただきました。

◉子ども時代から青年に至るまでの潔さん自身、また家庭環境はどのようなものでしたか？

潔さん：弟とケンカすることもあったけど、家庭的にはふつうのうちだった。家のことはあまり話したくないな……。いろいろあったけど、ふつうのうちだったと思う。

◉どのようなことがきっかけで病気（統合失調症）になったのでしょうか？何か予兆のようなものがありましたか？

潔さん：統合失調症？予兆とかはなかった。昭和四五年九月二二日、中学三年のときに学校で変なふうになって保健室に行って、学校の先生に付き添われて自宅に戻った。当時は様似町の団地に住んでいて、夕方になってから寝るまでの間に症状が現れた。窓ガラスに変なものが映ったり、匂いがしたり、何ともいえない異様な気分でおかしくなったりした。それで、浦河赤十字病院の車に乗せられて第七病棟（浦河赤十字病院の精神科病棟の呼称）に入院した。翌年の七月まで半年くらい入院した。退院してからアルバイトとかしたけれども、親に金を取られたりした。

そうこうしているうちに、様似で映画技師をしていたおじさんに誘われて恵庭（市）に行くことになった。そこで映画技師の見習いを始めることになった。昭和四七年二月一〇日から六年間、恵庭の映画館で働いた。映画館の仕事は大変だったけど、本当に楽しかった。『仁義なき戦い』とか『トラック野郎』とかいろんな映画を上映した。映画技師の仕事は、間違って間違って叱られながら仕事を覚えた。映写機のフィルムを間違ってかけたり、この仕事に誘ってくれたおじさんがてんかん持ちで、上映中によく倒れたりした。おじさんが倒れるから代わりに俺が映写機を動かしたりして、その後でおじさんの看病をするといった具合だった。

自分自身の具合が悪くなったこともあり、病院に入院することもあった。わからなくなって、用を足そうと外に出たところ車で連れていかれ、注射されて入院した。退院後も、恵庭から病院へバス通院が続いた。

大変だったけど、あの頃が一番よかった。一〇代から二〇代の出来事だった。今でも映画の仕事がしたいと思うことがある。

◉中学生の頃に病気になって、そのときどんな気持ちで過ごしていましたか？

潔さん：不安。これからどうなることか。自分の頭の中が病気の真っ最中で、自分が悪いものか、悪人か、そんな気持ちになって、頭の中に警察が浮かんだりして、どうしようもならなくて、この世の中に自分がいないほうがいいと思ったりした。大変だった。

今では、病気に守られてきたし、いろんな人にも導かれたりしたのでよかったと思っているけど、そう思えるようになるまで、ずいぶん時間がかかった。そんなことぐらいかな。

◉浦河にはどのようにしてつながったのですか？

潔さん：今一緒の住居に住んでいるＡさんのおじさんが恵庭に来て、今よりも給与をきちんと出すから牧場の仕事を手伝うように誘われて様似町に戻ることになった。それで、様似に戻ってきて牧場の仕事を手伝うようになった。けど、同僚から「バカだ」「アホだ」と言われた上に給与も出ず、その年に逃げ出した。そしたら浦河の病院に入院することになって。そのときに初めて向谷地（生良）さんと出会った。俺はあんまし覚えがないんだけど、向谷地さんは病院の廊下で潔さんとすれ違ったの覚えていると言っている。それで一年半くらい入院した。昭和五七年。そのときに川村（敏明）先生と出会って、先生から「もう退院していいんじゃない？」と言われて退院することになった。川村先生はこのとき一回目の浦河赴任だった。昭和五七年四月九日土曜日、退院してべてるの家に行った。向谷地さんが赤い車でやってきて、浦河教会の宮島（利光）牧師と話してべてるの家に行き、木工所とかで働いたりした。いろいろやったけど、あんまり続かなかった。それで、宮島美智子さん（宮島牧師のパートナー）が俺にもできる仕事をということで、昆布の内職の仕事を始めた。でも、すぐに具合が悪くなって、その後も入退院した。

◉以前は頻回に入退院をくり返した時期もあったと思います。でも、最近はその心配があまりないようです。何が変わったのでしょうか？

潔さん：いや何が変わったとか、特別なことはないな。でも、歳とってから病気が止まった。怖がらなくなった。向谷地さんからはＳＡ（スキゾフレニアアノニマスの略。浦河で行われているＡＡ【アルコホーリクス・アノニマス】の統合失調症患者版）に通うように勧められている。自分の面倒を見なければいけないって。俺も退院してふつうに暮らしたいし、特別なことをするのではなくて、気張らないで、寝て、ご飯食べて、休んで、べてるに通って、それを目標にしていきたいって思っている。ふつうに暮らせるってことが大事だと思う。

病気があって、今は生活保護と年金暮らしだが、心の中では生活保護を切りたい。でも、それができないから生活保護をもらいながら、お金の権利擁護を利用しながら、住居（グループホーム）とかの助けを組み立てながら暮らしていきたい。

◉べてるの家に来て、よかったことはなんでしょうか？

潔さん：そうだな……。べてるに来てよかったことは、ちゃんと病気ができるってところかな。病気自体は決してマイナスではないし、むしろ病気を踏み台にして生きてこられたことがよかった。なにかと〝病気〟の一言で片づけてしまう世の中だし、精神科の先生は薬をたくさん出して入院させて、それで「めでたしめでたし」ということになるけど、ここでは薬を少なくして、人間としての責任を大事にしてくれる。病気の仲間と第七病棟から町の小さな教会に導かれたことが大きかったな……。昔も病気はちゃんとあったし、今でも病気しているし、どん底にも落ちたし、それでも受け入れて病気をさせてくれるところがよかったと思う。

◉年齢を重ねながら病気とのつき合い方を深めてきた潔さんのこれからの生活への希望をお聞かせください。

潔さん：世話してくれる人はありがたいけど、一人の人間として対等にしてほしい。べてるの家もたくさん住んでいるから、一人ひとり十人十色で違うと思うけど、俺もいつまでも若くないし、一律ではなく個別に世話してほしい。これからは内科の病気とかの支援をしてもらったりして、自分でもしっかりしていかなければならないと思っている。

死んだ父母や仲間も自分のことを見てくれていると思う。この地に足着けて歩めていけるようになりたいな。病気があっても病気に負けないで、病気があっても相談できる仲間とかといっしょに歩めていけたらいい。これからもいろんなことがあるだろうけど。

File 26

しあわせさがし

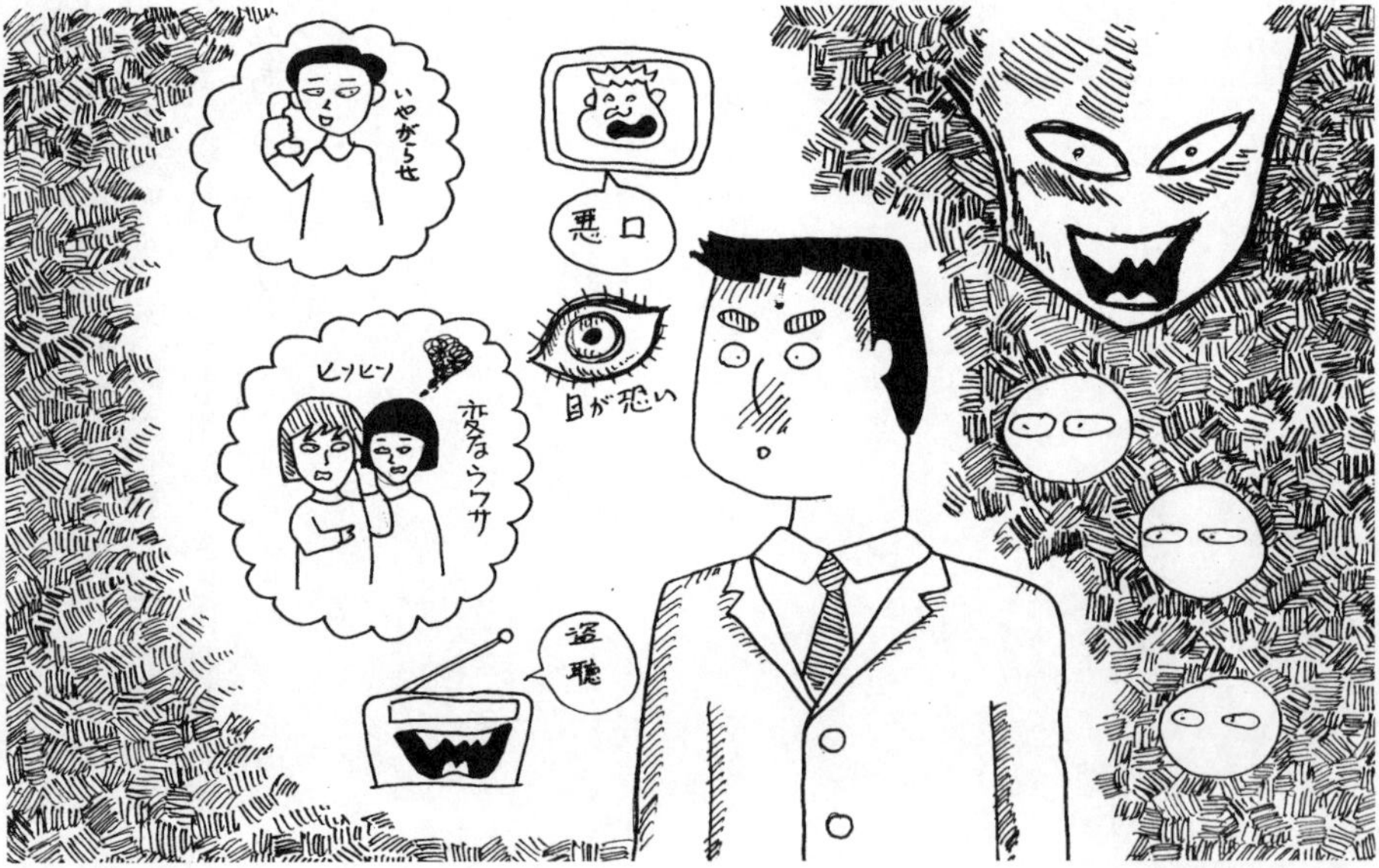

ナツメヤシ［仮名］（東京都）

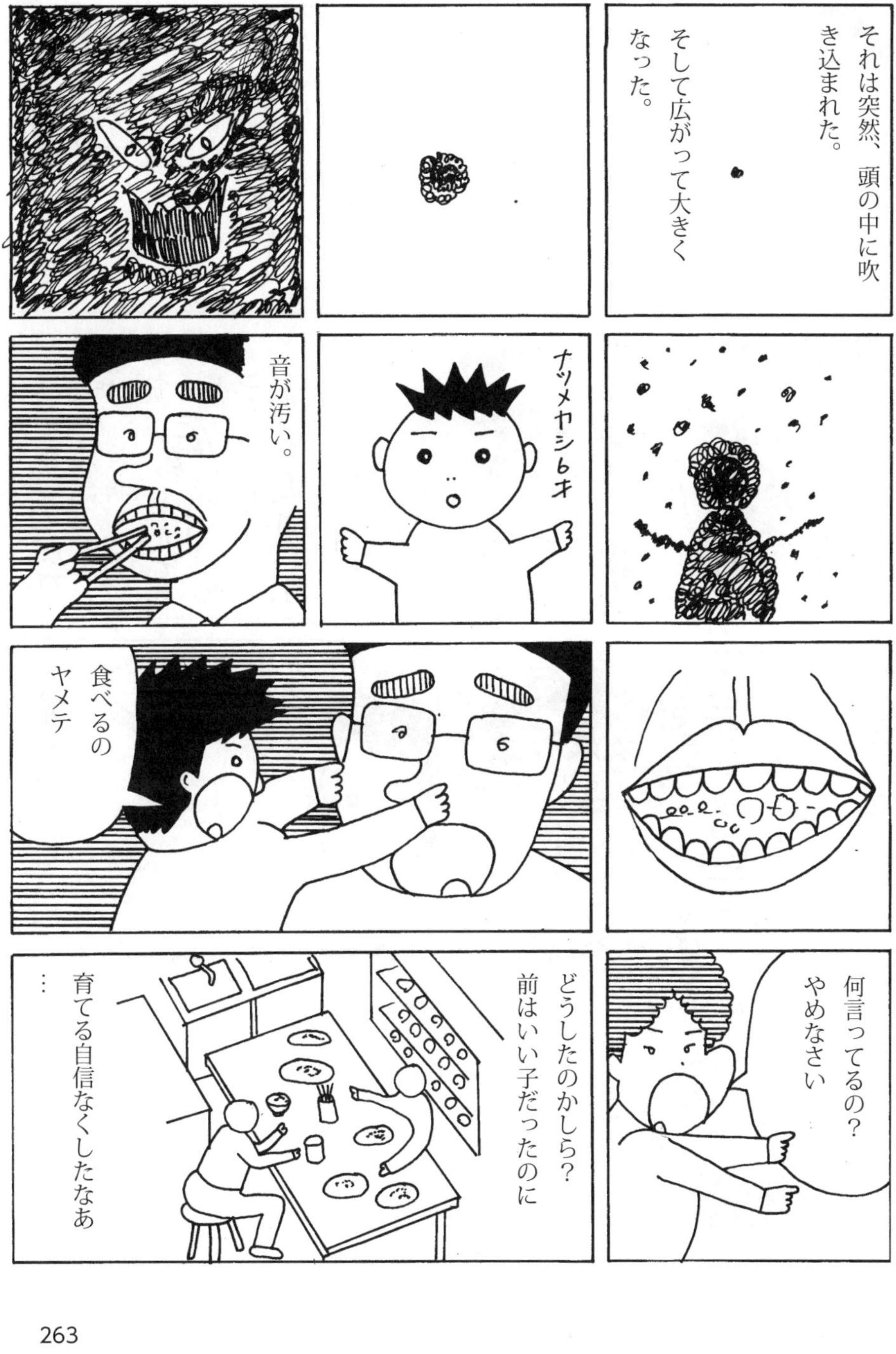
それは突然、頭の中に吹き込まれた。
そして広がって大きくなった。
ナツメヤシ6才
音が汚い。
食べるのヤメテ
何言ってるの？やめなさい
どうしたのかしら？前はいい子だったのに
育てる自信なくしたなあ……

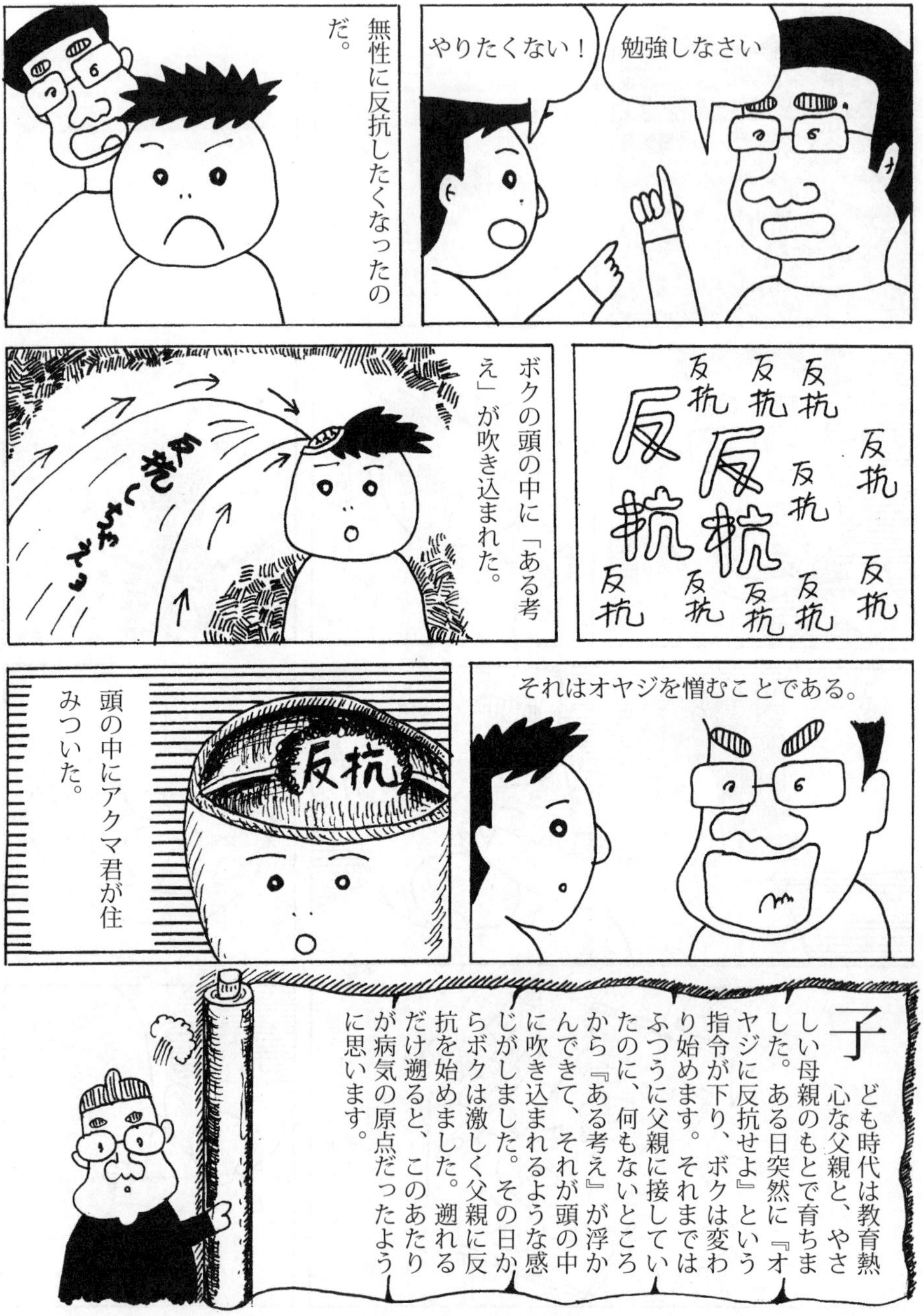
勉強しなさい
やりたくない！
無性に反抗したくなったのだ。
反抗
反抗
反抗
反抗
反抗
反抗
反抗
反抗
反抗
反抗
反抗
反抗
ボクの頭の中に「ある考え」が吹き込まれた。
それはオヤジを憎むことである。
頭の中にアクマ君が住みついた。
反抗
子ども時代は教育熱心な父親と、やさしい母親のもとで育ちました。ある日突然に『オヤジに反抗せよ』という指令が下り、ボクは変わり始めます。それまではふつうに父親に接していたのに、何もないところから『ある考え』が浮かんできて、それが頭の中に吹き込まれるような感じがしました。その日からボクは激しく父親に反抗を始めました。遡れるだけ遡ると、このあたりが病気の原点だったように思います。

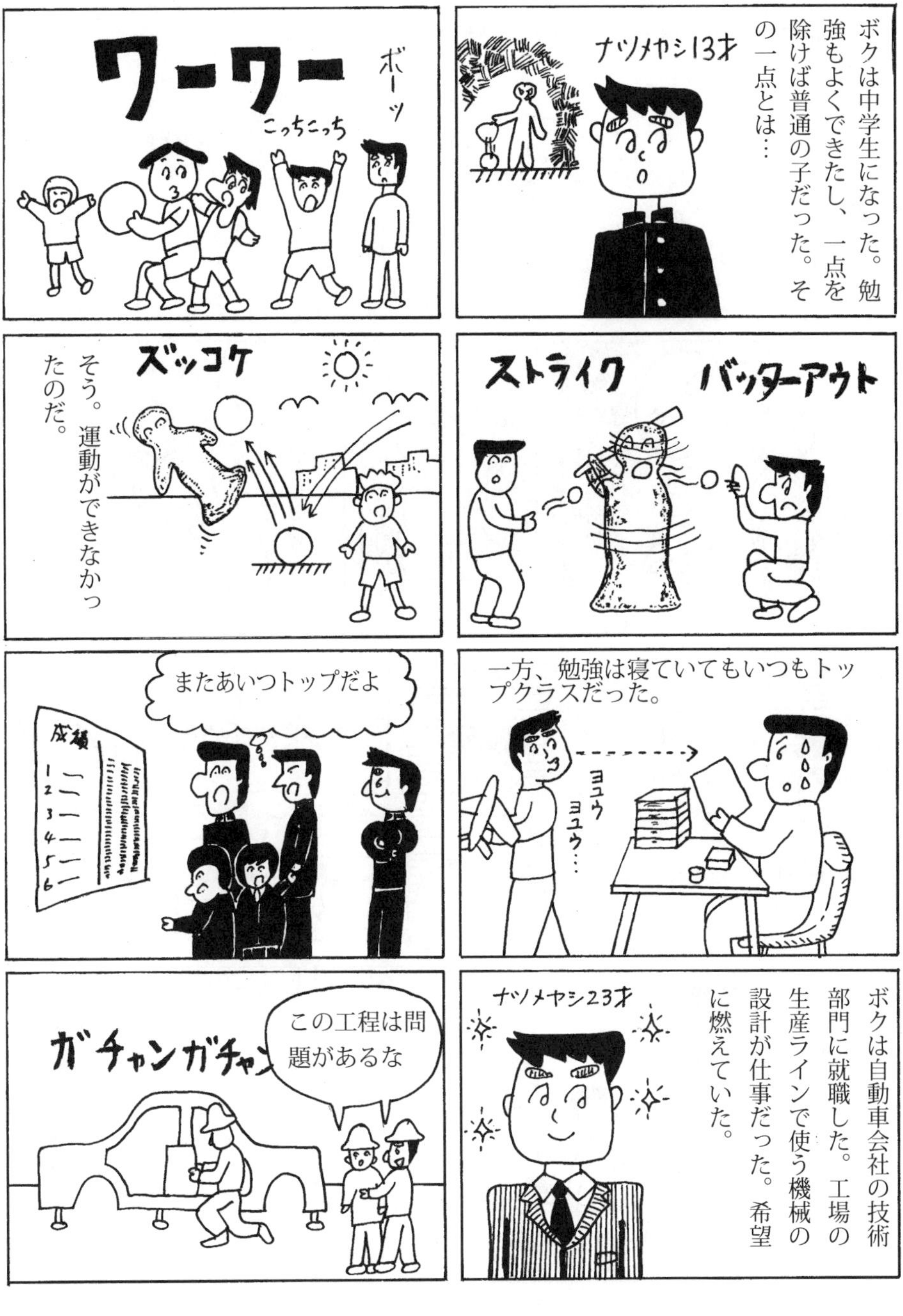
ナツメヤシ13才
ボクは中学生になった。勉強もよくできたし、一点を除けば普通の子だった。その一点とは…
ワーワー
ボーッ
こっちこっち
ストライク
バッターアウト
ズッコケ
そう。運動ができなかったのだ。
一方、勉強は寝ていてもいつもトップクラスだった。
ヨユウ
ヨユウ…
またあいつトップだよ
成績
ナツメヤシ23才
ボクは自動車会社の技術部門に就職した。工場の生産ラインで使う機械の設計が仕事だった。希望に燃えていた。
ガチャンガチャン
この工程は問題があるな

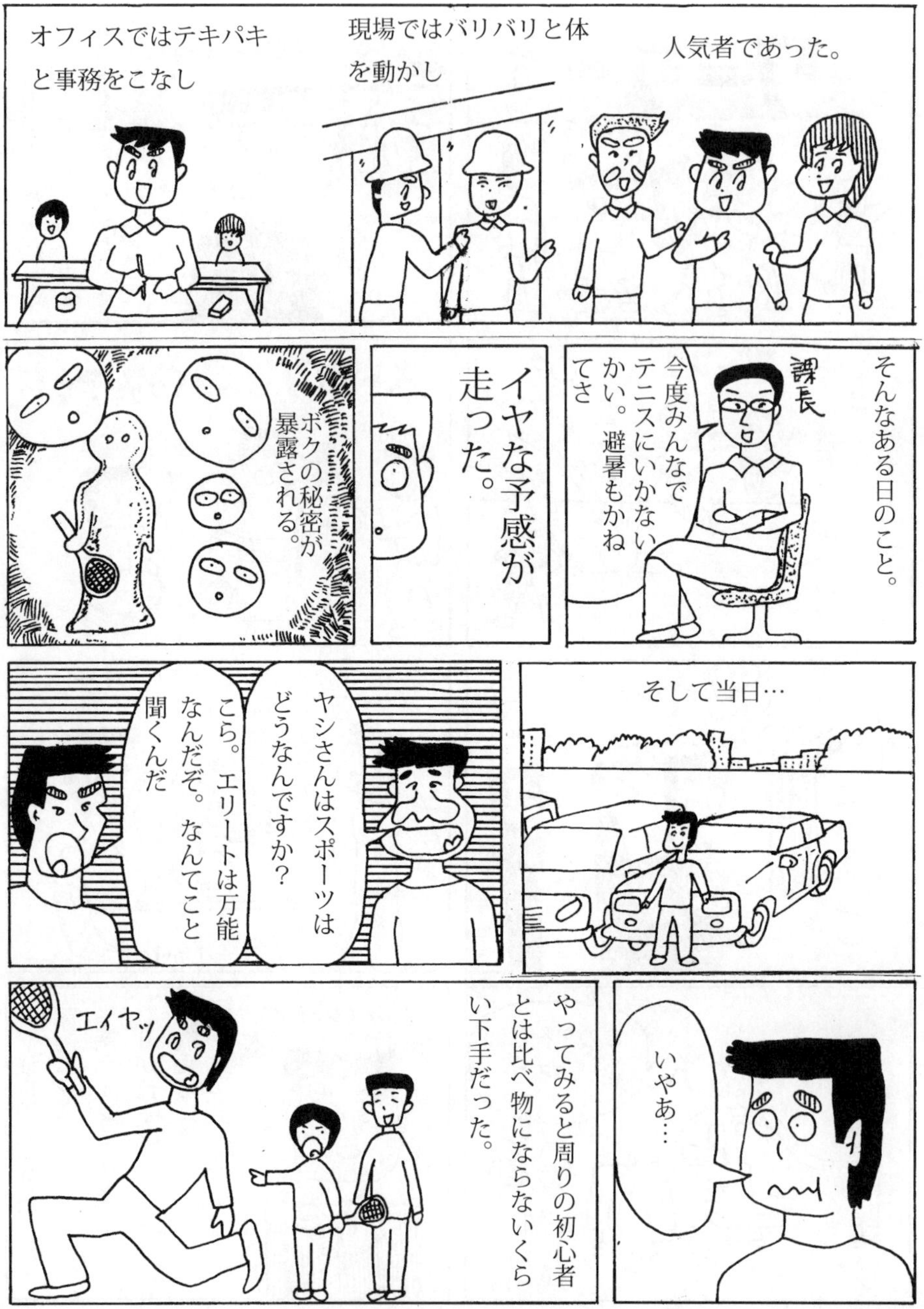

オフィスではテキパキと事務をこなし
現場ではバリバリと体を動かし
人気者であった。
そんなある日のこと。
課長
今度みんなでテニスにいかないかい。避暑もかねてさ
イヤな予感が走った。
ボクの秘密が暴露される。
そして当日…
ヤシさんはスポーツはどうなんですか?
こら。エリートは万能なんだぞ。なんてこと聞くんだ
いやあ…
やってみると周りの初心者とは比べ物にならないくらい下手だった。
エイヤッ

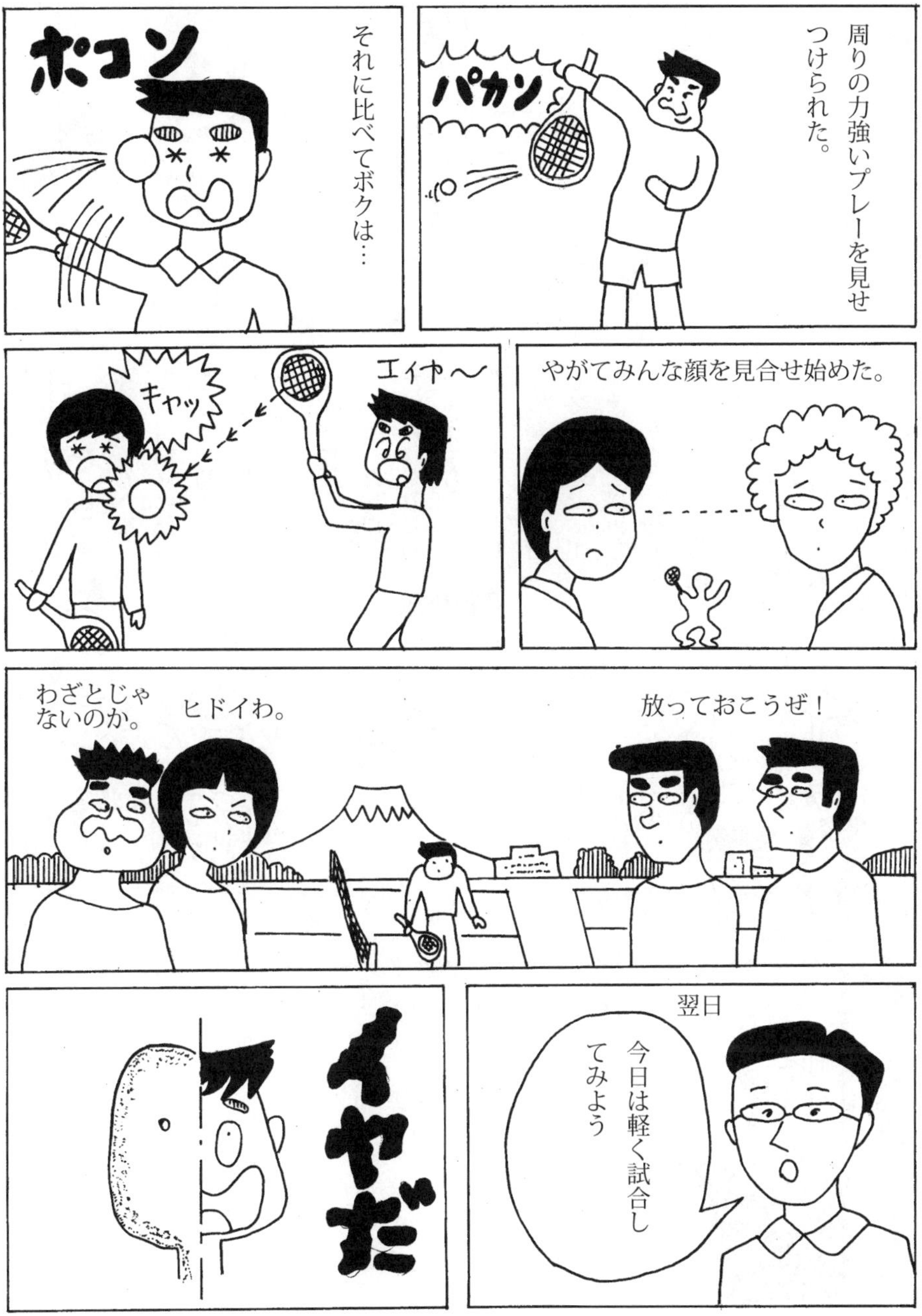
周りの力強いプレーを見せつけられた。
パカン
それに比べてボクは…
ポコン
やがてみんな顔を見合せ始めた。
エィャ～
キャッ
放っておこうぜ！
ヒドイわ。
わざとじゃないのか。
翌日
今日は軽く試合してみよう
イヤだ

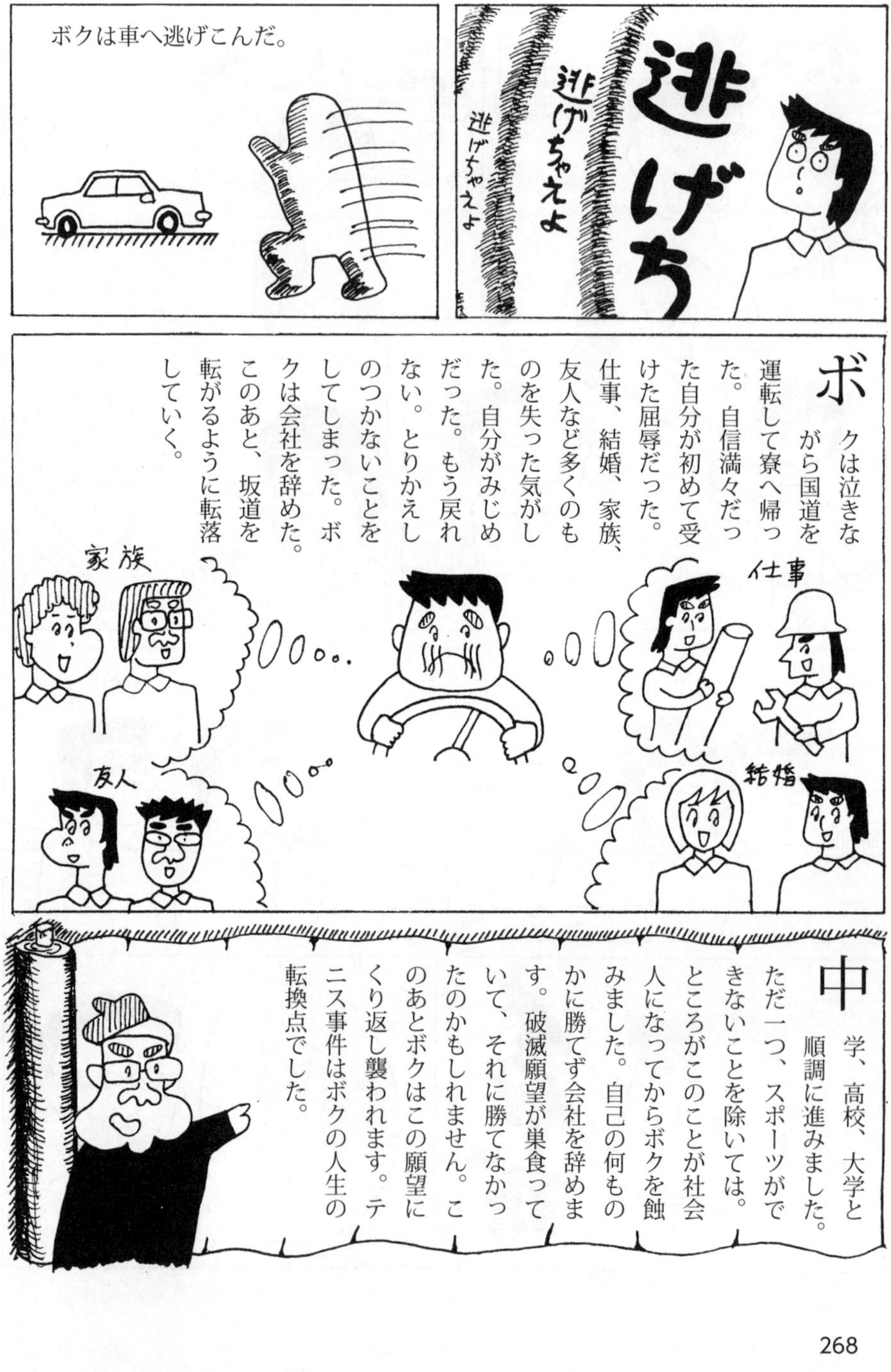
逃げち
逃げちゃえよ
逃げちゃえよ
ボクは車へ逃げこんだ。
ボクは泣きながら国道を運転して寮へ帰った。自信満々だった自分が初めて受けた屈辱だった。仕事、結婚、家族、友人など多くのものを失った気がした。自分がみじめだった。もう戻れない。とりかえしのつかないことをしてしまった。ボクは会社を辞めた。このあと、坂道を転がるように転落していく。
仕事
結婚
家族
友人
中学、高校、大学と順調に進みました。ただ一つ、スポーツができないことを除いては。ところがこのことが社会人になってからボクを蝕みました。自己の何ものかに勝てず会社を辞めます。破滅願望が巣食っていて、それに勝てなかったのかもしれません。このあとボクはこの願望にくり返し襲われます。テニス事件はボクの人生の転換点でした。

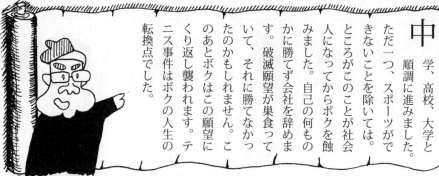

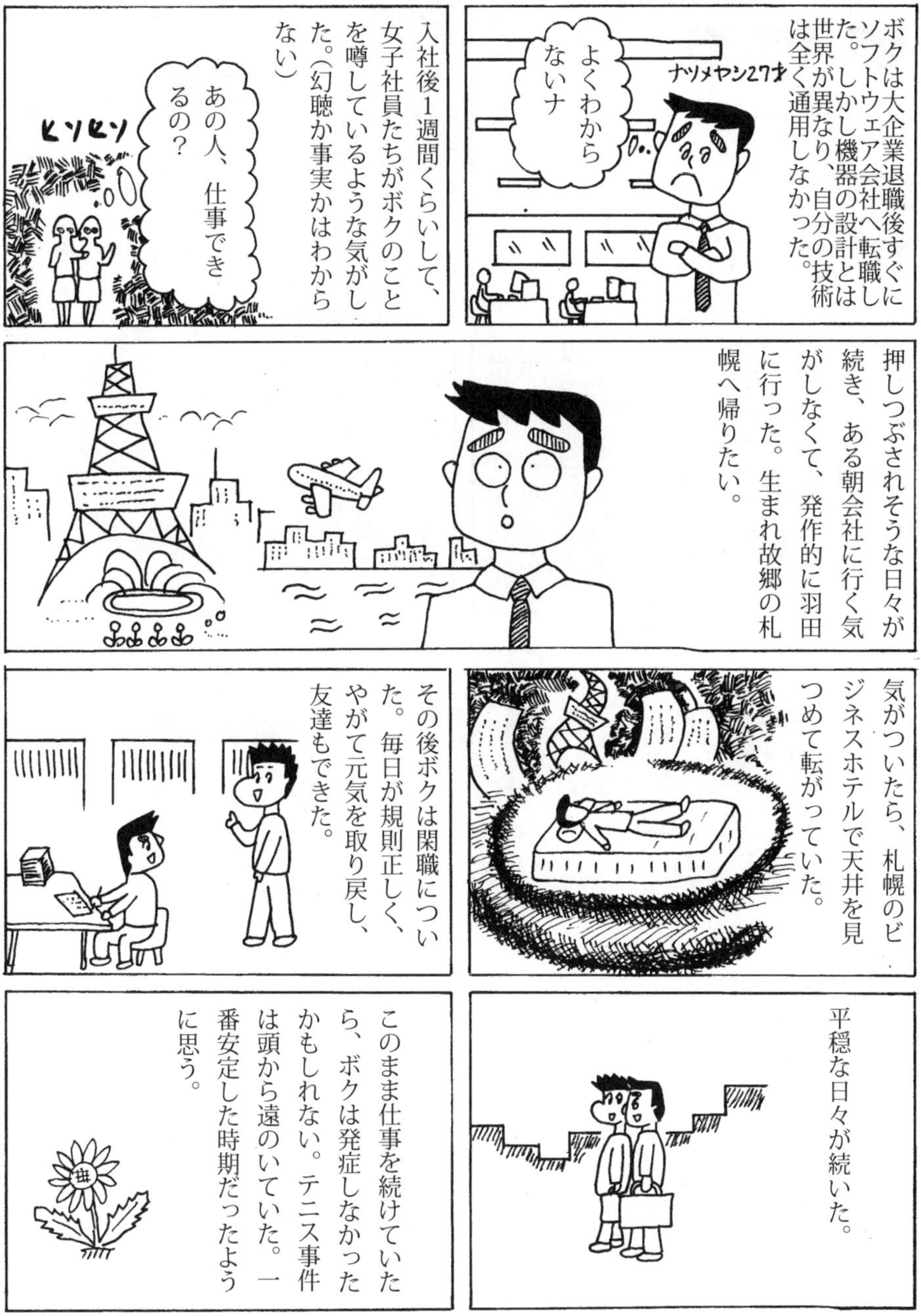
ボクは大企業退職後すぐにソフトウェア会社へ転職した。しかし機器の設計とは世界が異なり、自分の技術は全く通用しなかった。
ナツメヤシ27才
よくわからないナ
入社後1週間くらいして、女子社員たちがボクのことを噂しているような気がした。(幻聴か事実かはわからない)
ヒソヒソ
あの人、仕事できるの？
押しつぶされそうな日々が続き、ある朝会社に行く気がしなくて、発作的に羽田に行った。生まれ故郷の札幌へ帰りたい。
気がついたら、札幌のビジネスホテルで天井を見つめて転がっていた。
その後ボクは閑職についた。やがて毎日が規則正しく、元気を取り戻し、友達もできた。
平穏な日々が続いた。
このまま仕事を続けていたら、ボクは発症しなかったかもしれない。テニス事件は頭から遠のいていた。一番安定した時期だったように思う。

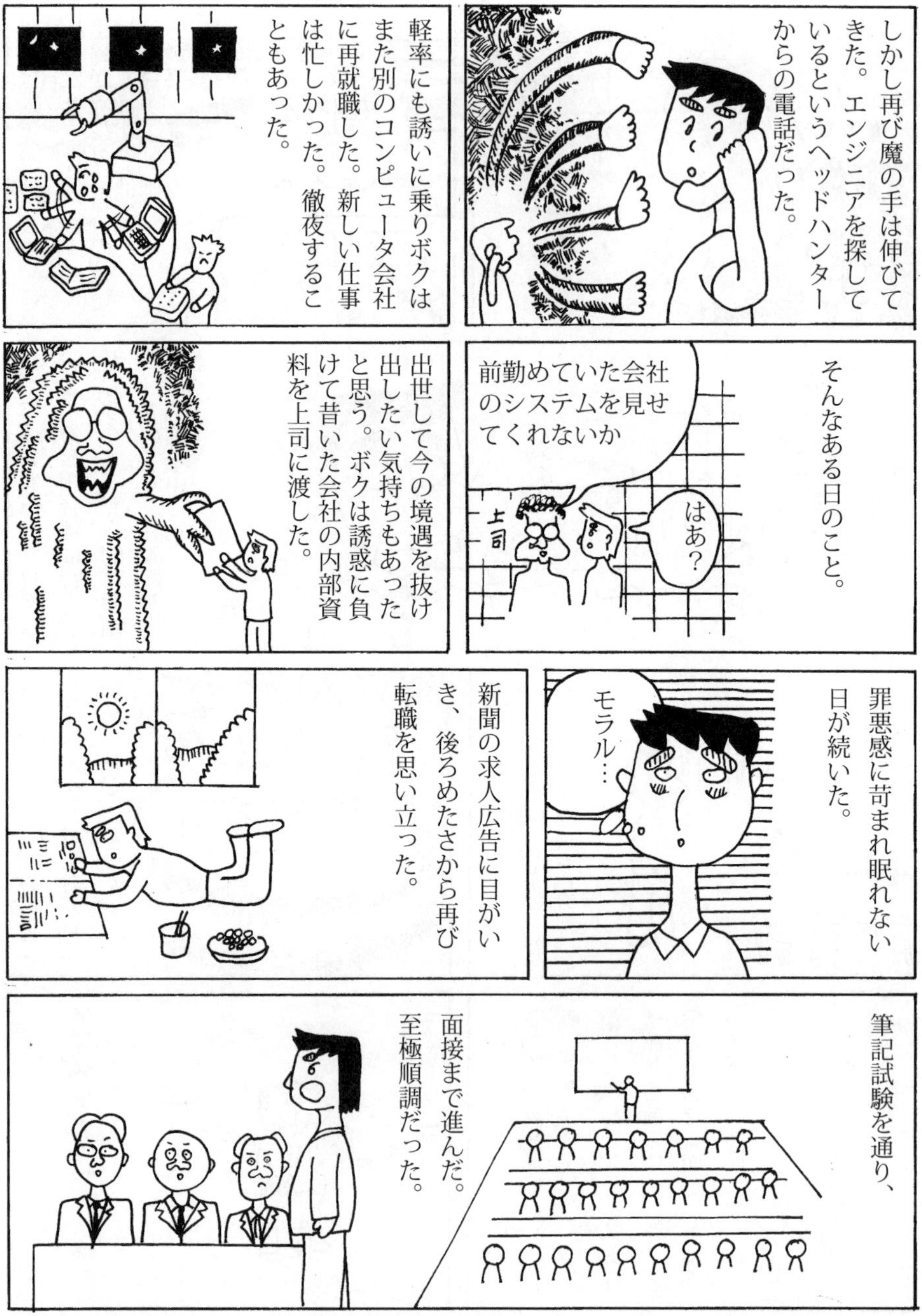
しかし再び魔の手は伸びてきた。エンジニアを探しているというヘッドハンターからの電話だった。

軽率にも誘いに乗りボクはまた別のコンピュータ会社に再就職した。新しい仕事は忙しかった。徹夜することもあった。

そんなある日のこと。

前勤めていた会社のシステムを見せてくれないか
上司
はあ?

出世して今の境遇を抜け出したい気持ちもあったと思う。ボクは誘惑に負けて昔いた会社の内部資料を上司に渡した。

罪悪感に苛まれ眠れない日が続いた。

モラル…

新聞の求人広告に目がいき、後ろめたさから再び転職を思い立った。

筆記試験を通り、
面接まで進んだ。至極順調だった。

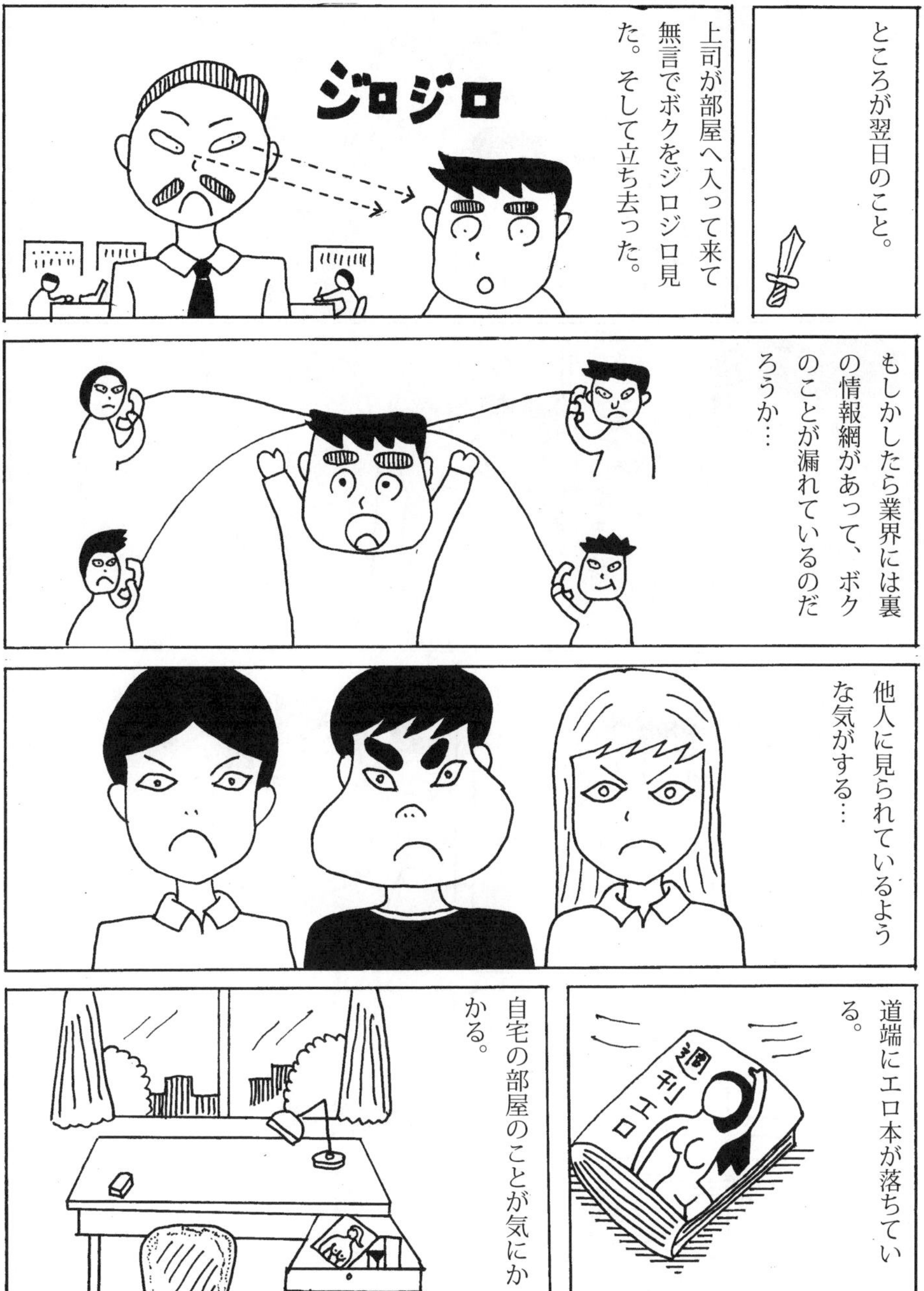
ところが翌日のこと。
上司が部屋へ入って来て無言でボクをジロジロ見た。そして立ち去った。
ジロジロ
もしかしたら業界には裏の情報網があって、ボクのことが漏れているのだろうか…
他人に見られているような気がする…
道端にエロ本が落ちている。
週刊エロ
自宅の部屋のことが気にかかる。

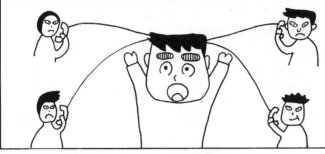

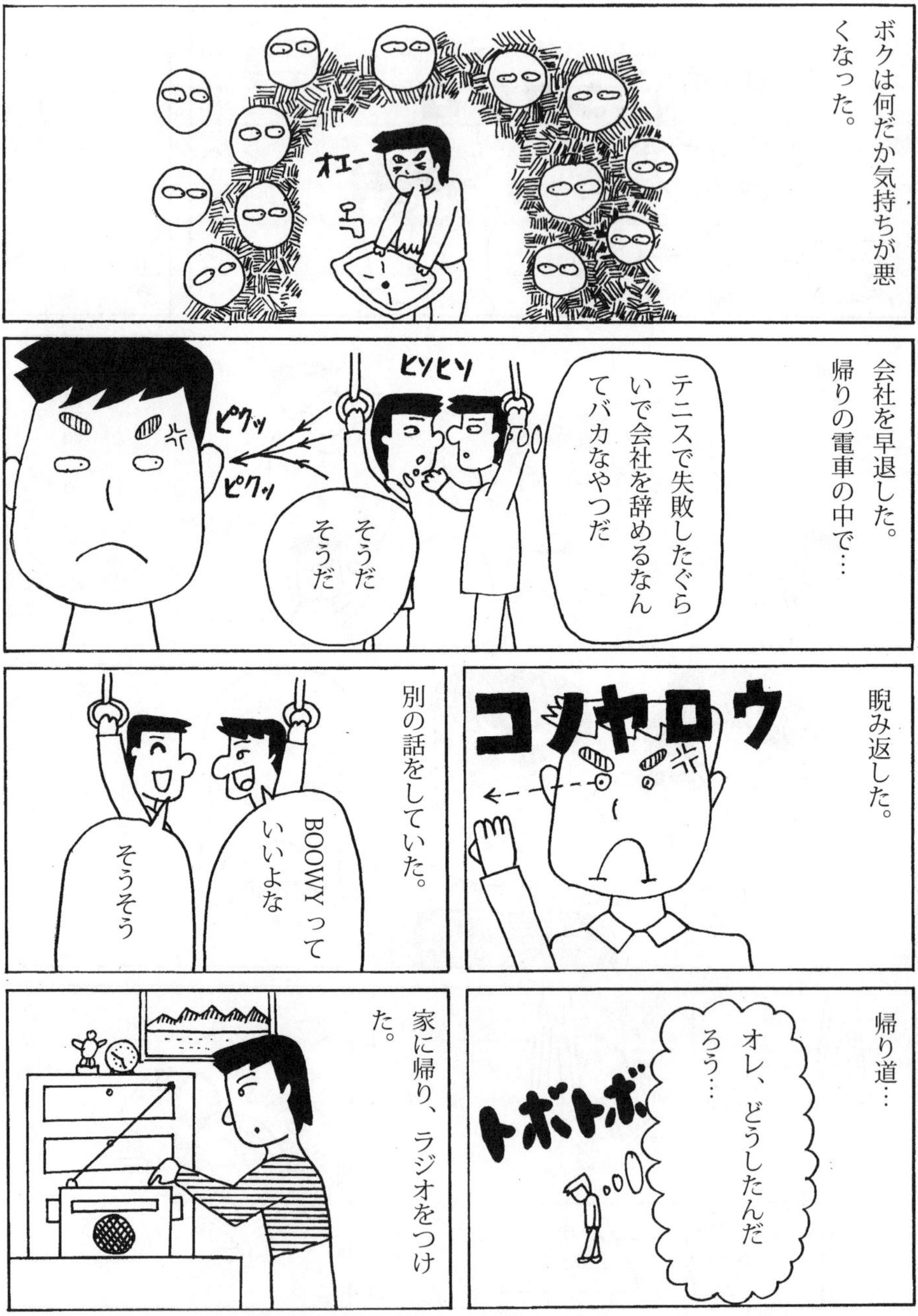
ボクは何だか気持ちが悪くなった。
オエー
会社を早退した。帰りの電車の中で…
ヒソヒソ
テニスで失敗したぐらいで会社を辞めるなんてバカなやつだ
そうだそうだ
ピクッ
ピクッ
睨み返した。
コノヤロウ
別の話をしていた。
BOOWYっていいよな
そうそう
帰り道…
オレ、どうしたんだろう…
トボトボ
家に帰り、ラジオをつけた。

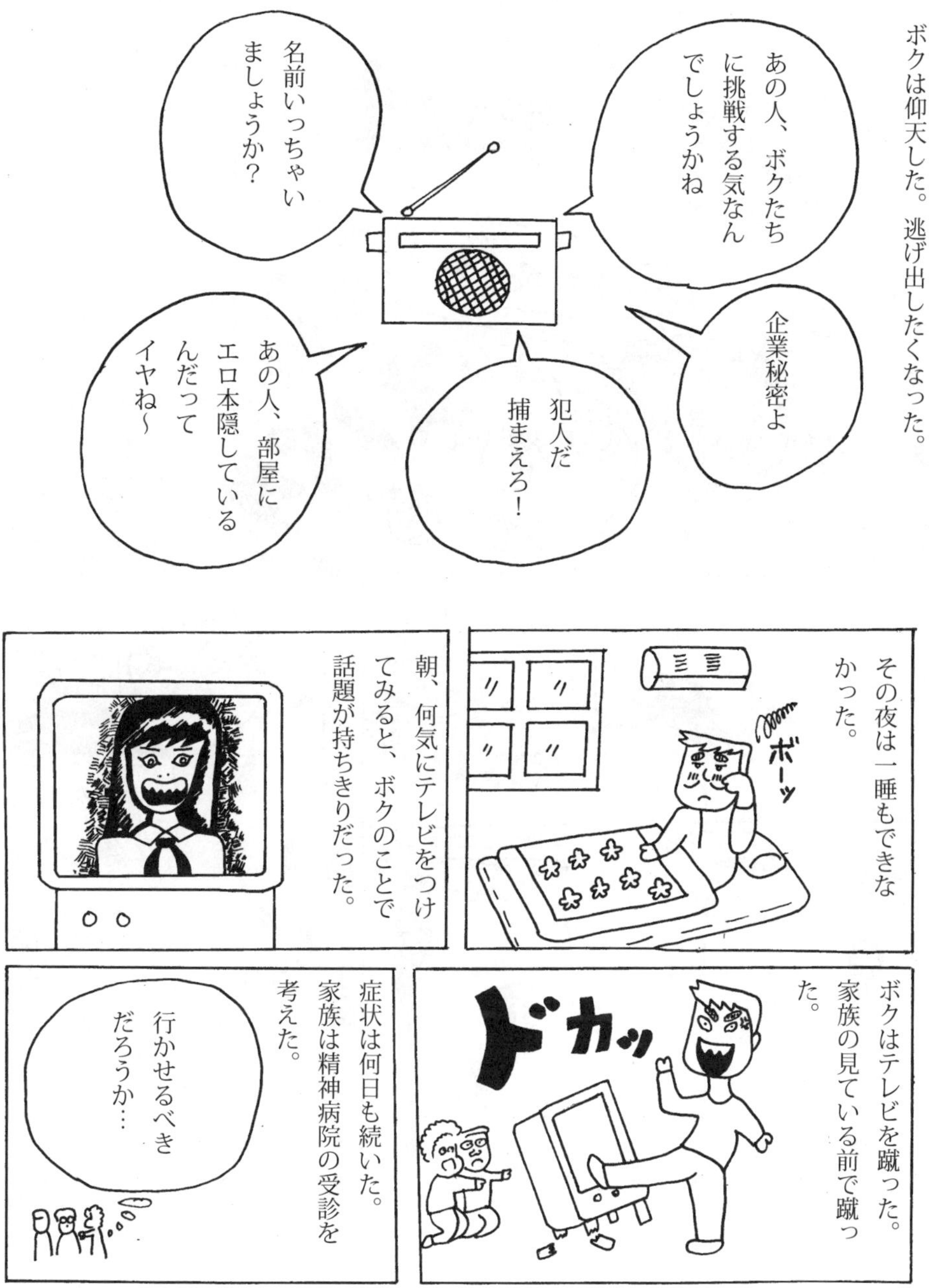
ボクは仰天した。逃げ出したくなった。
あの人、ボクたちに挑戦する気なんでしょうかね
企業秘密よ
犯人だ捕まえろ！
名前いっちゃいましょうか？
あの人、部屋にエロ本隠しているんだってイヤね～
その夜は一睡もできなかった。
ボーッ
朝、何気にテレビをつけてみると、ボクのことで話題が持ちきりだった。
ボクはテレビを蹴った。家族の見ている前で蹴った。
ドカッ
症状は何日も続いた。家族は精神病院の受診を考えた。
行かせるべきだろうか…

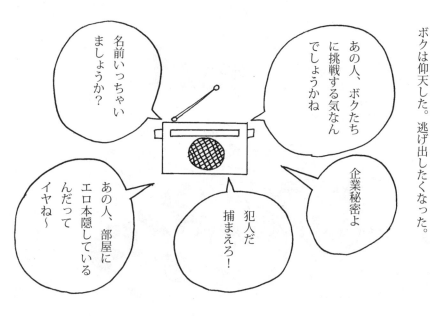

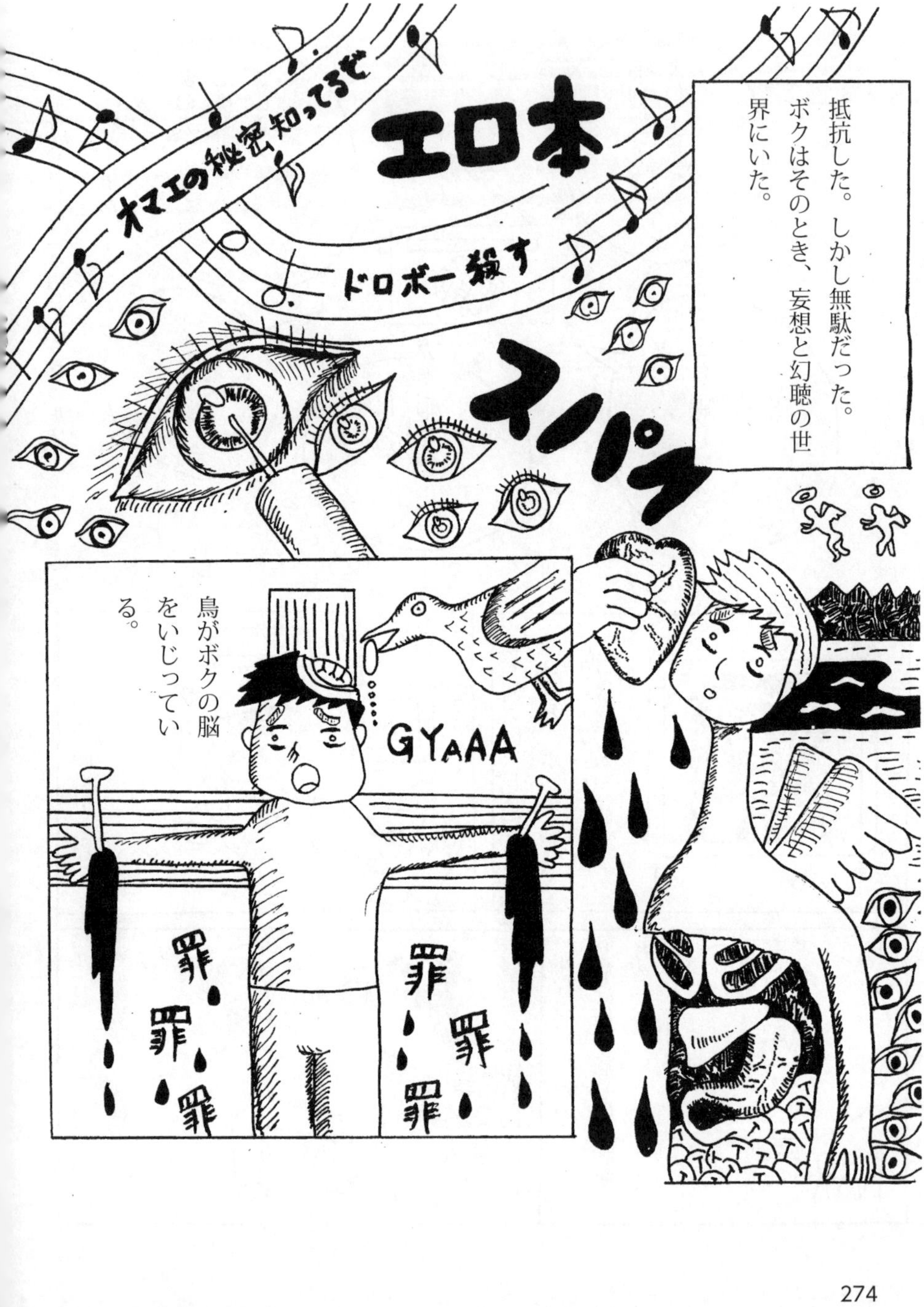
抵抗した。しかし無駄だった。ボクはそのとき、妄想と幻聴の世界にいた。
エロ本
オマエの秘密知ってるぞ
ドロボー殺す
スパイ
鳥がボクの脳をいじっている。
GYAAA
罪
罪
罪
罪
罪
罪

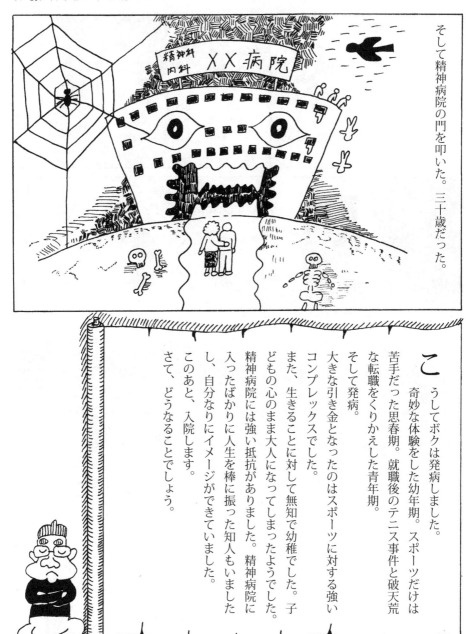

そして精神病院の門を叩いた。三十歳だった。
精神科
内科
XX病院

こうしてボクは発病しました。

奇妙な体験をした幼年期。スポーツだけは苦手だった思春期。就職後のテニス事件と破天荒な転職をくりかえした青年期。

そして発病。

大きな引き金となったのはスポーツに対する強いコンプレックスでした。

また、生きることに対して無知で幼稚でした。子どもの心のまま大人になってしまったようでした。

精神病院には強い抵抗がありました。精神病院に入ったばかりに人生を棒に振った知人もいましたし、自分なりにイメージができていました。

このあと、入院します。

さて、どうなることでしょう。

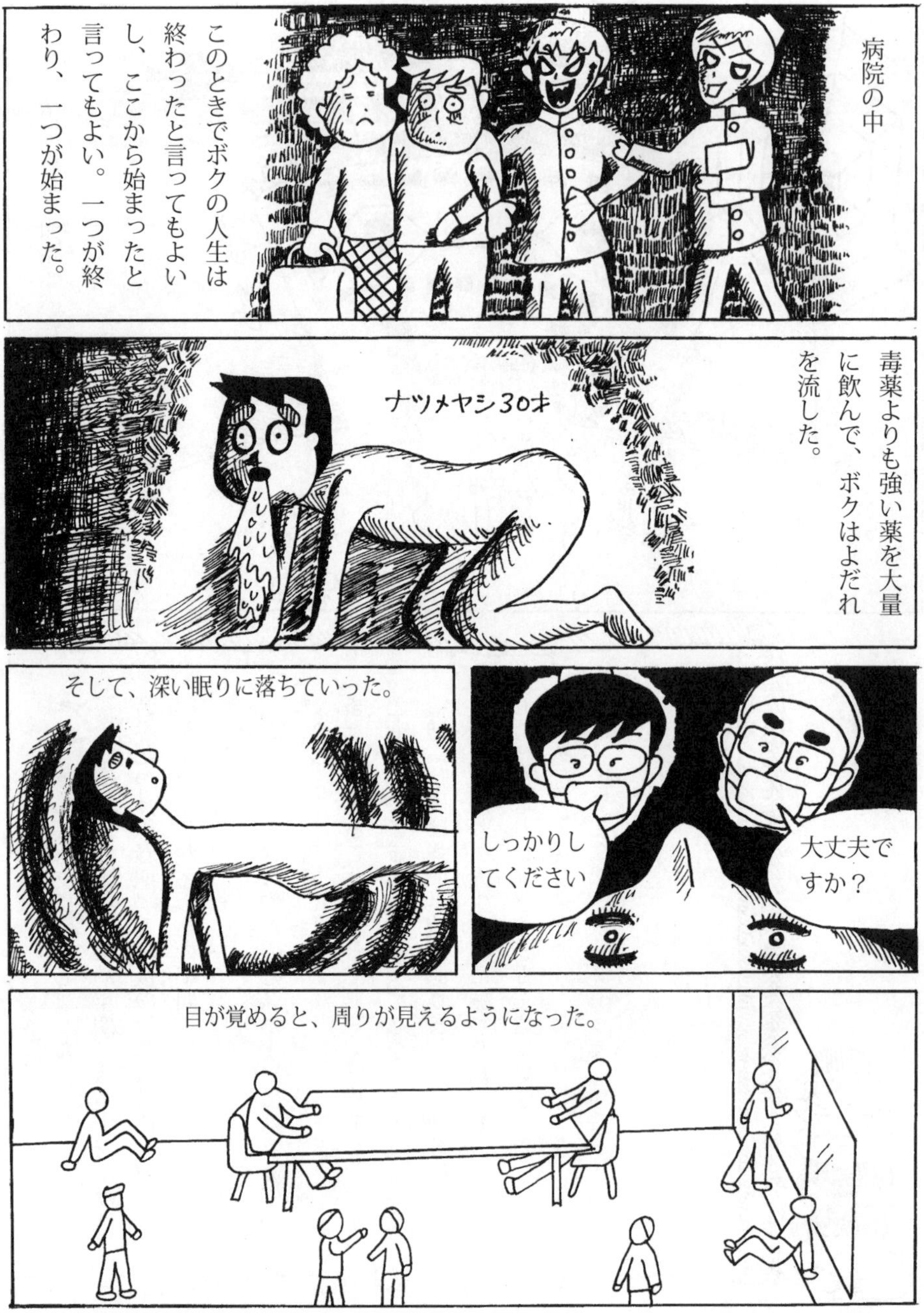
病院の中
このときでボクの人生は終わったと言ってもよいし、ここから始まったと言ってもよい。一つが終わり、一つが始まった。
毒薬よりも強い薬を大量に飲んで、ボクはよだれを流した。
ナツメヤシ30才
大丈夫ですか？
しっかりしてください
そして、深い眠りに落ちていった。
目が覚めると、周りが見えるようになった。

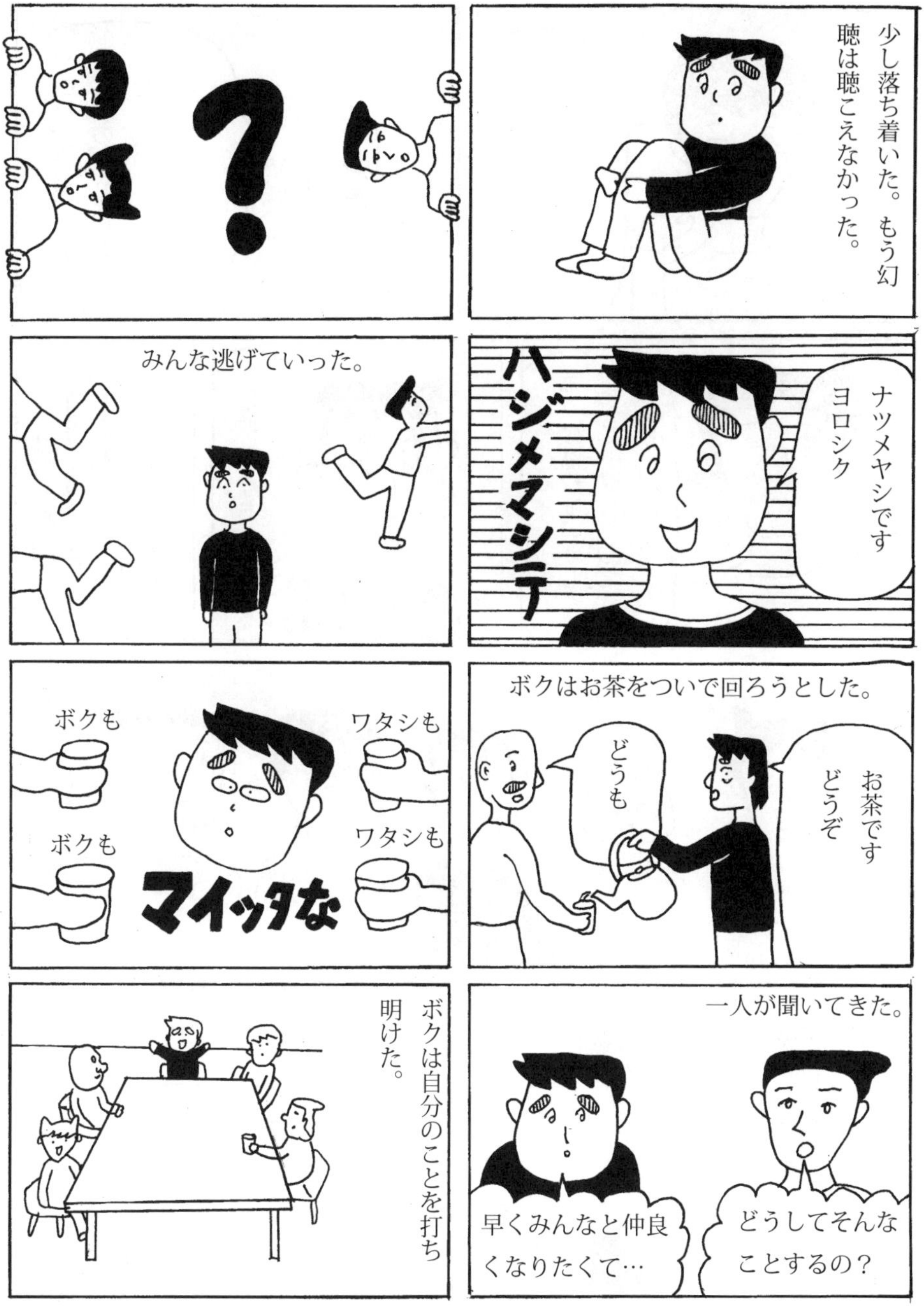
少し落ち着いた。もう幻聴は聴こえなかった。
ハジメマシテ
ナツメヤシです
ヨロシク
みんな逃げていった。
ボクはお茶をついで回ろうとした。
お茶です
どうぞ
どうも
ボクも
ワタシも
ボクも
ワタシも
マイッタな
一人が聞いてきた。
どうしてそんなことするの？
早くみんなと仲良くなりたくて…
ボクは自分のことを打ち明けた。

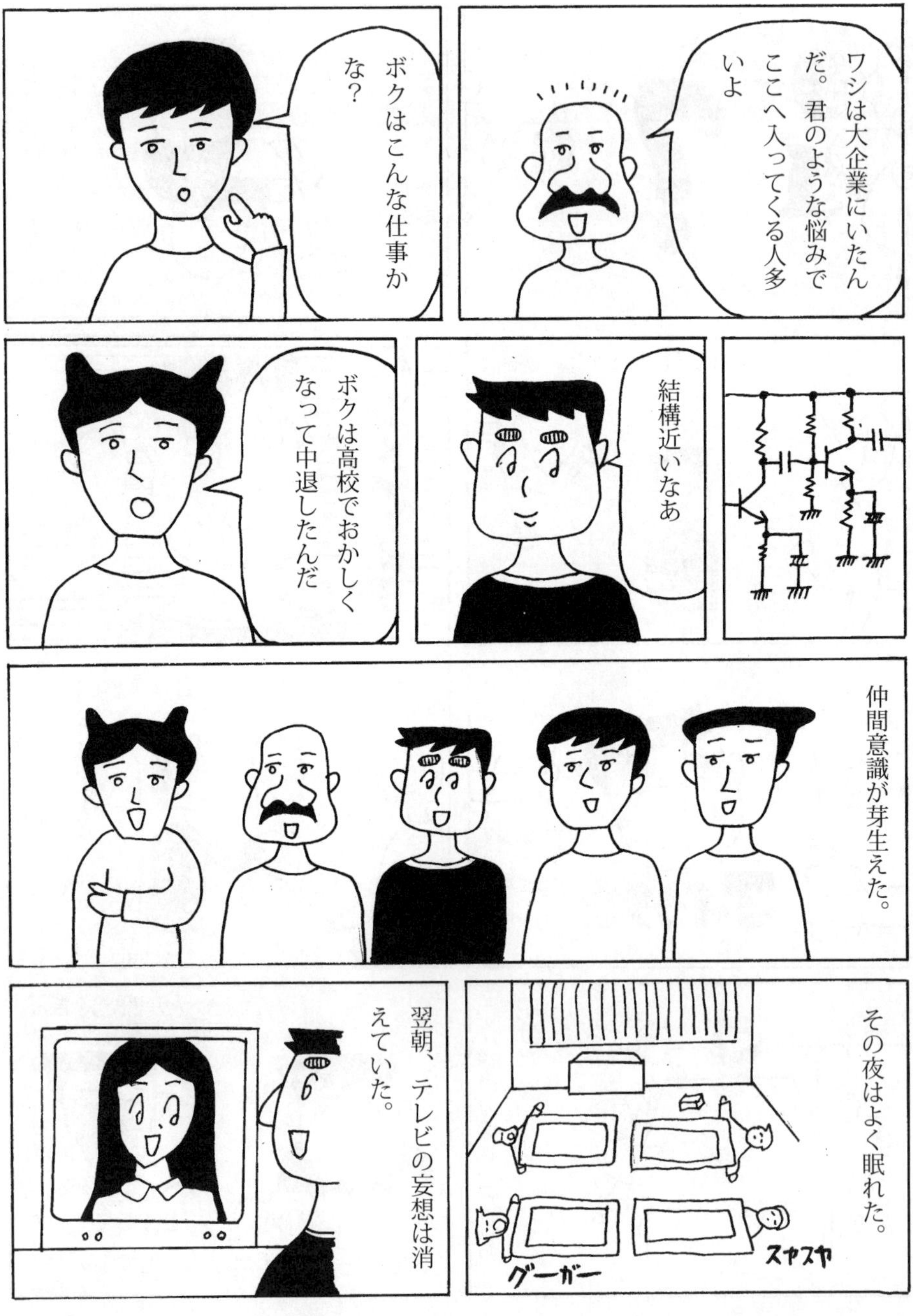
ワシは大企業にいたんだ。君のような悩みでここへ入ってくる人多いよ
ボクはこんな仕事かな?
結構近いなあ
ボクは高校でおかしくなって中退したんだ
仲間意識が芽生えた。
その夜はよく眠れた。
スヤスヤ
グーガー
翌朝、テレビの妄想は消えていた。

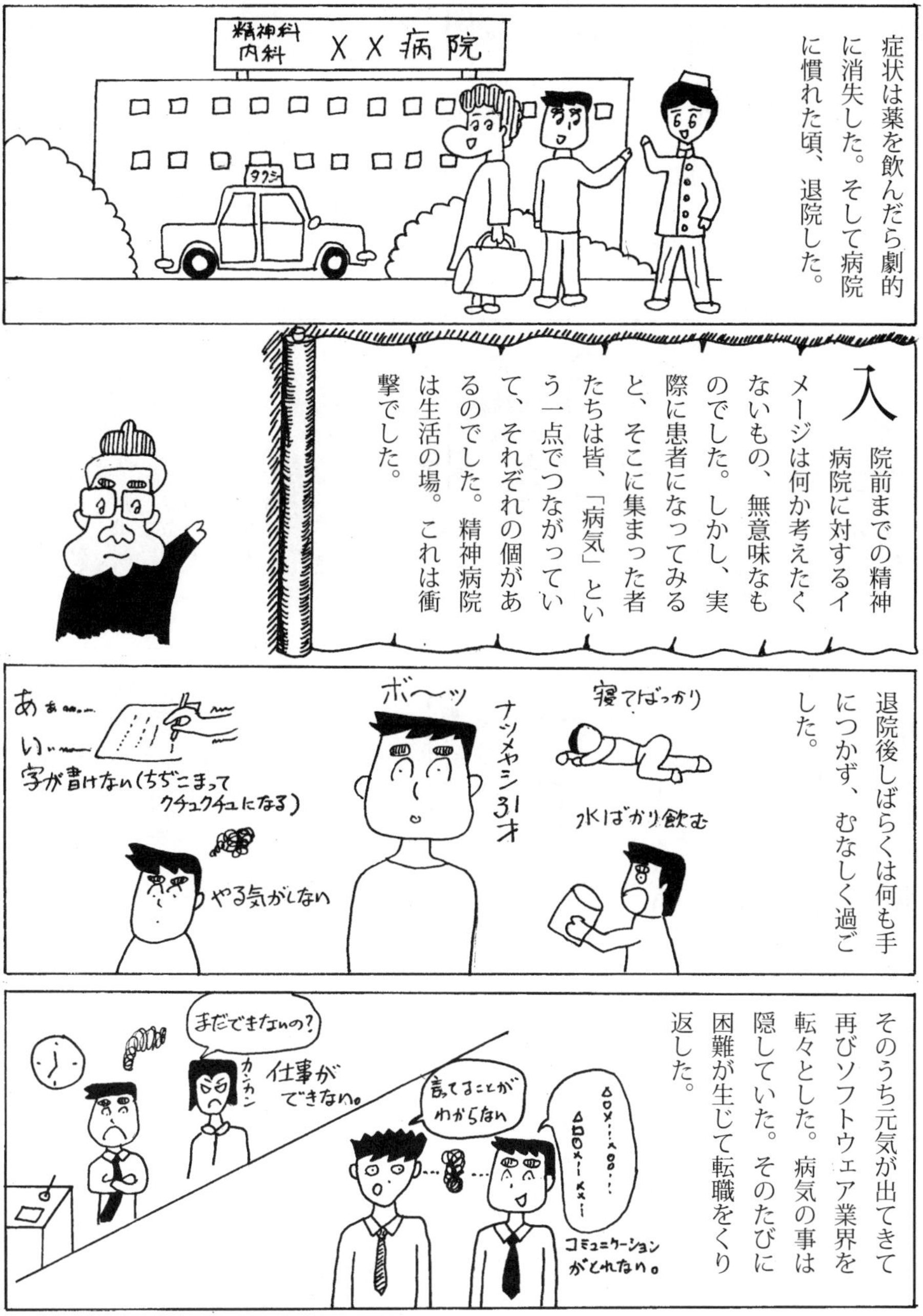
症状は薬を飲んだら劇的に消失した。そして病院に慣れた頃、退院した。
精神科
内科
ＸＸ病院
タクシ
入院前までの精神病院に対するイメージは何か考えたくないもの、無意味なものでした。しかし、実際に患者になってみると、そこに集まった者たちは皆、「病気」という一点でつながっていて、それぞれの個があるのでした。精神病院は生活の場。これは衝撃でした。
退院後しばらくは何も手につかず、むなしく過ごした。
寝てばっかり
水ばかり飲む
ボ〜ッ
ナツメヤシ31才
字が書けない（ちぢこまって
クチュクチュになる）
やる気がしない
そのうち元気が出てきて再びソフトウェア業界を転々とした。病気の事は隠していた。そのたびに困難が生じて転職をくり返した。
まだできないの？
カンカン
仕事ができない。
言ってることがわからない
コミュニケーションがとれない。

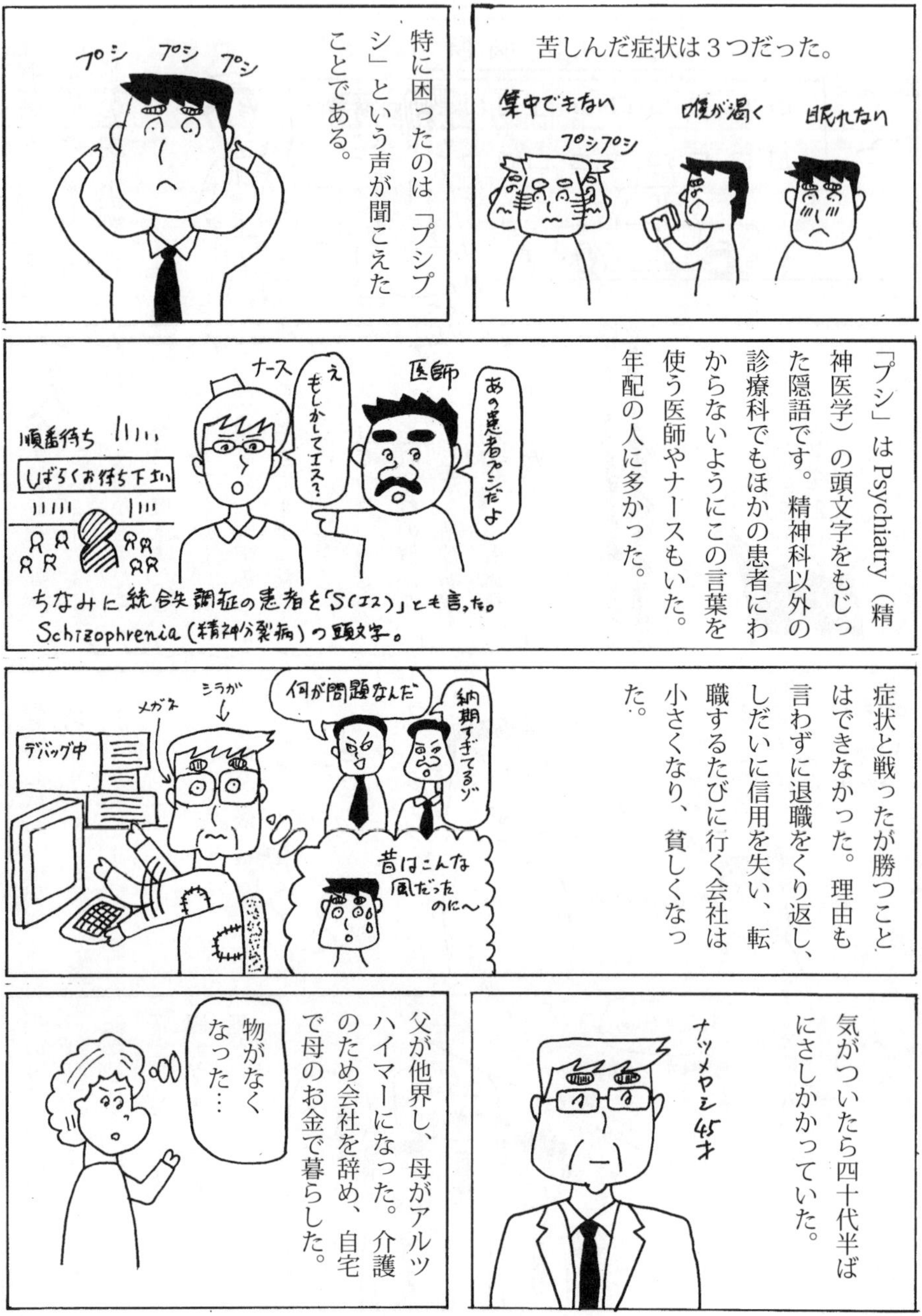
苦しんだ症状は３つだった。
集中できない
プシプシ
喉が渇く
眠れない
特に困ったのは「プシプシ」という声が聞こえたことである。
プシ　プシ　プシ
「プシ」はPsychiatry（精神医学）の頭文字をもじった隠語です。精神科以外の診療科でもほかの患者にわからないようにこの言葉を使う医師やナースもいた。年配の人に多かった。
医師
あの患者プシだよ
ナース
え　もしかしてエス？
順番待ち
しばらくお待ち下さい
ちなみに統合失調症の患者を「S（エス）」とも言った。
Schizophrenia（精神分裂病）の頭文字。
症状と戦ったが勝つことはできなかった。理由も言わずに退職をくり返し、しだいに信用を失い、転職するたびに行く会社は小さくなり、貧しくなった。
納期すぎてるゾ
何が問題なんだ
シラガ
メガネ
デバッグ中
昔はこんな風だったのに～
気がついたら四十代半ばにさしかかっていた。
ナツメヤシ 45才
父が他界し、母がアルツハイマーになった。介護のため会社を辞め、自宅で母のお金で暮らした。
物がなくなった…

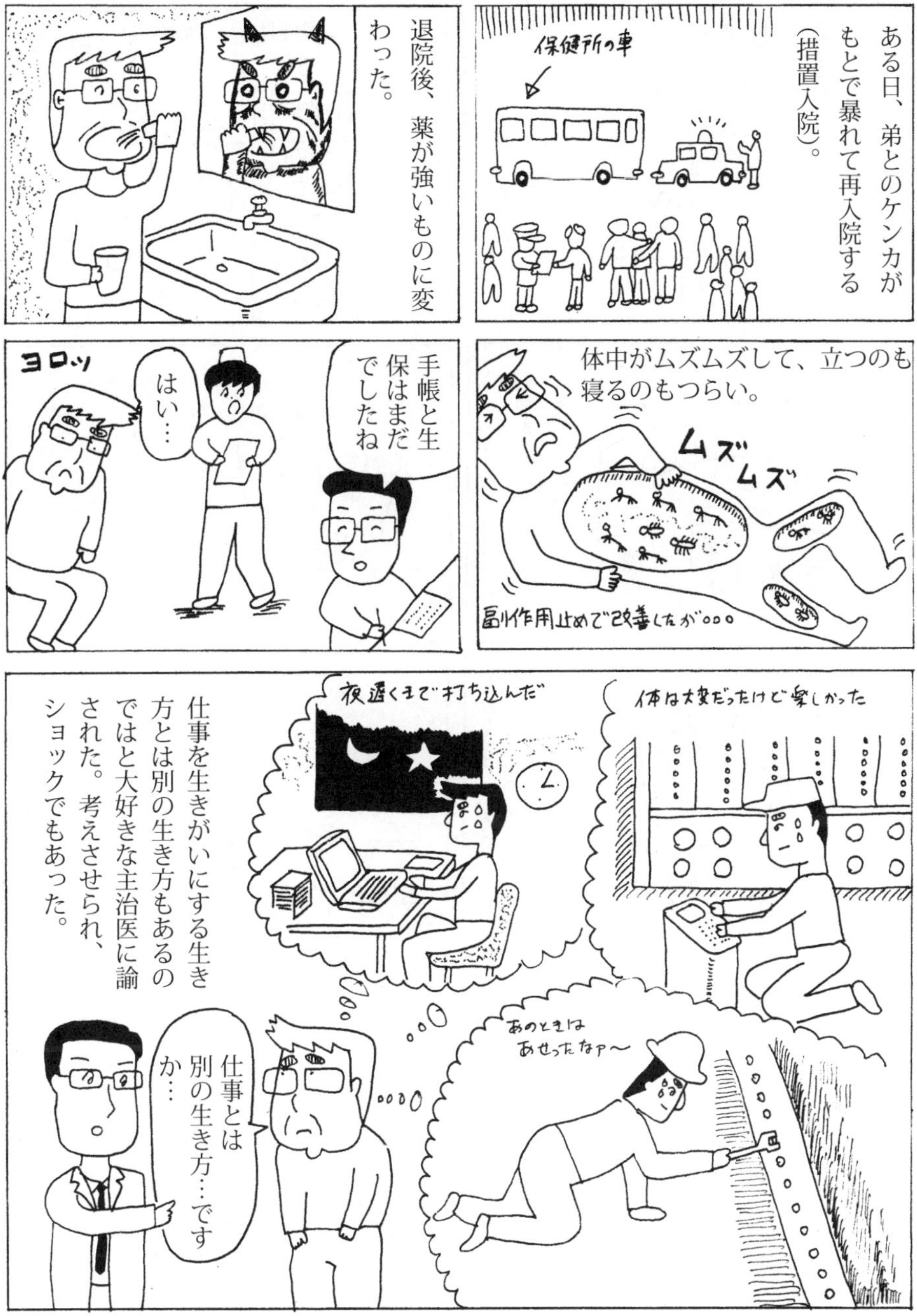
ある日、弟とのケンカがもとで暴れて再入院する（措置入院）。
保健所の車
退院後、薬が強いものに変わった。
体中がムズムズして、立つのも寝るのもつらい。
ムズムズ
副作用止めで改善したが。。。
手帳と生保はまだでしたね
はい…
ヨロッ
仕事を生きがいにする生き方とは別の生き方もあるのではと大好きな主治医に諭された。考えさせられ、ショックでもあった。
体は大変だったけど楽しかった
夜遅くまで打ち込んだ
あのときはあせったなァ～
仕事とは別の生き方…ですか…

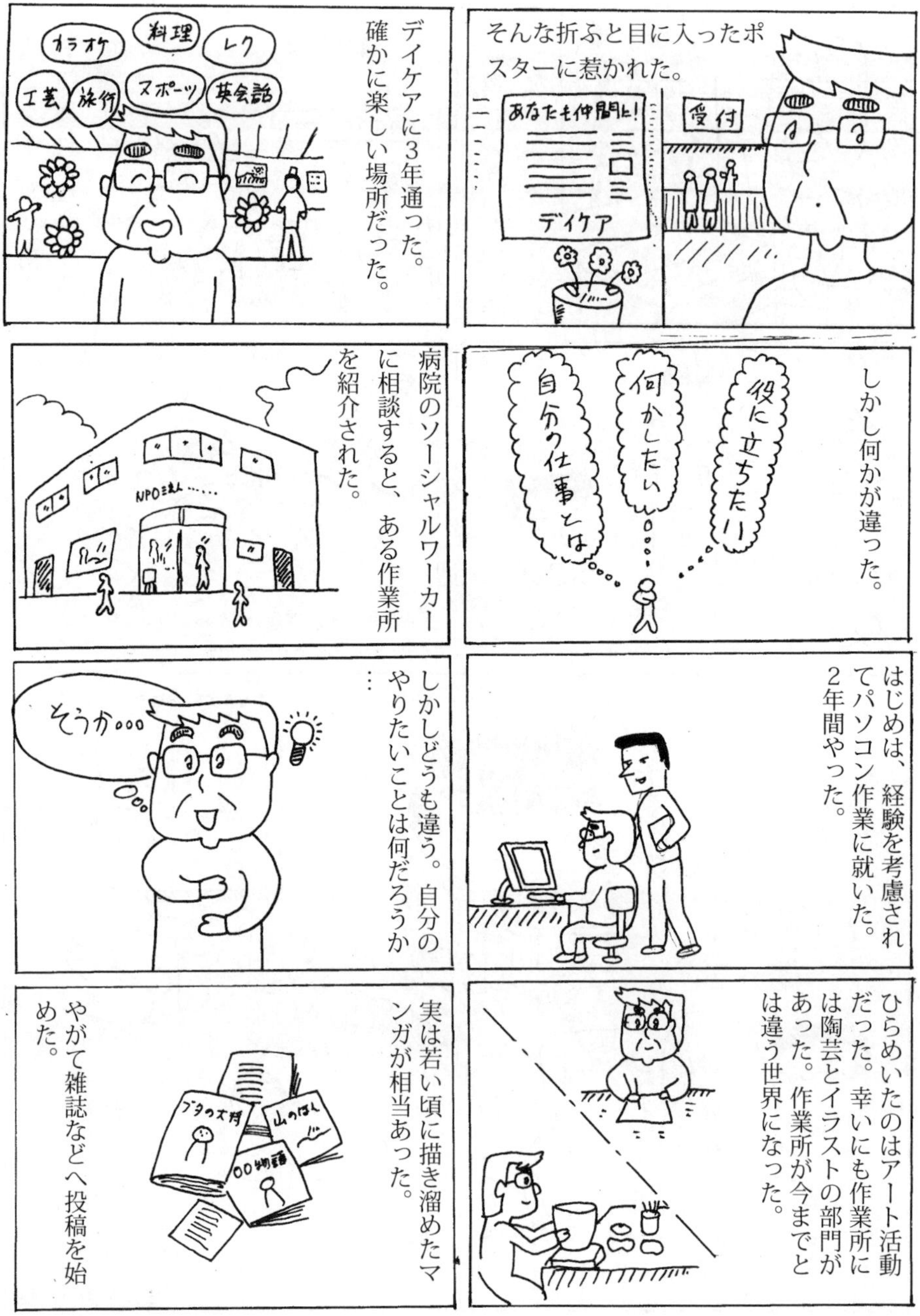
そんな折ふと目に入ったポスターに惹かれた。
あなたも仲間に!
デイケア
受付
デイケアに3年通った。確かに楽しい場所だった。
カラオケ
料理
レク
工芸
旅行
スポーツ
英会話
しかし何かが違った。
役に立ちたい
何かしたい
自分の仕事とは
病院のソーシャルワーカーに相談すると、ある作業所を紹介された。
NPO法人……
はじめは、経験を考慮されてパソコン作業に就いた。2年間やった。
しかしどうも違う。自分のやりたいことは何だろうか…
そうか。。。
ひらめいたのはアート活動だった。幸いにも作業所には陶芸とイラストの部門があった。作業所が今までとは違う世界になった。
実は若い頃に描き溜めたマンガが相当あった。
○○物語
やがて雑誌などへ投稿を始めた。

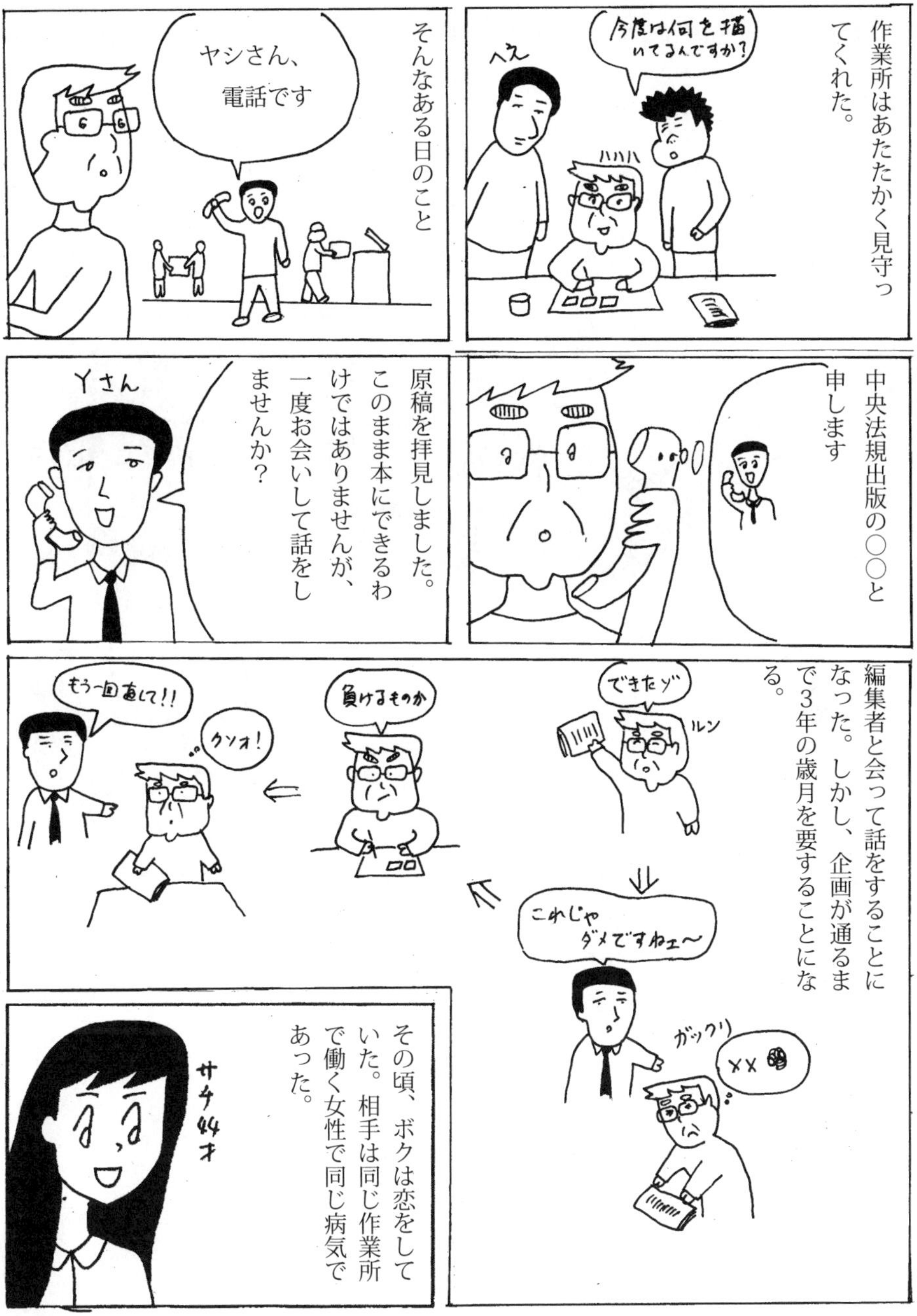
作業所はあたたかく見守ってくれた。
今度は何を描いてるんですか?
へえ
ハハハ
そんなある日のこと
ヤシさん、電話です
中央法規出版の○○と申します
Yさん
原稿を拝見しました。このまま本にできるわけではありませんが、一度お会いして話をしませんか？
編集者と会って話をすることになった。しかし、企画が通るまで3年の歳月を要することになる。
できたゾ
ルン
これじゃダメですねェ〜
ガックリ
××
負けるものか
もう一回直して!!
クソォ!
その頃、ボクは恋をしていた。相手は同じ作業所で働く女性で同じ病気であった。
サチ44才

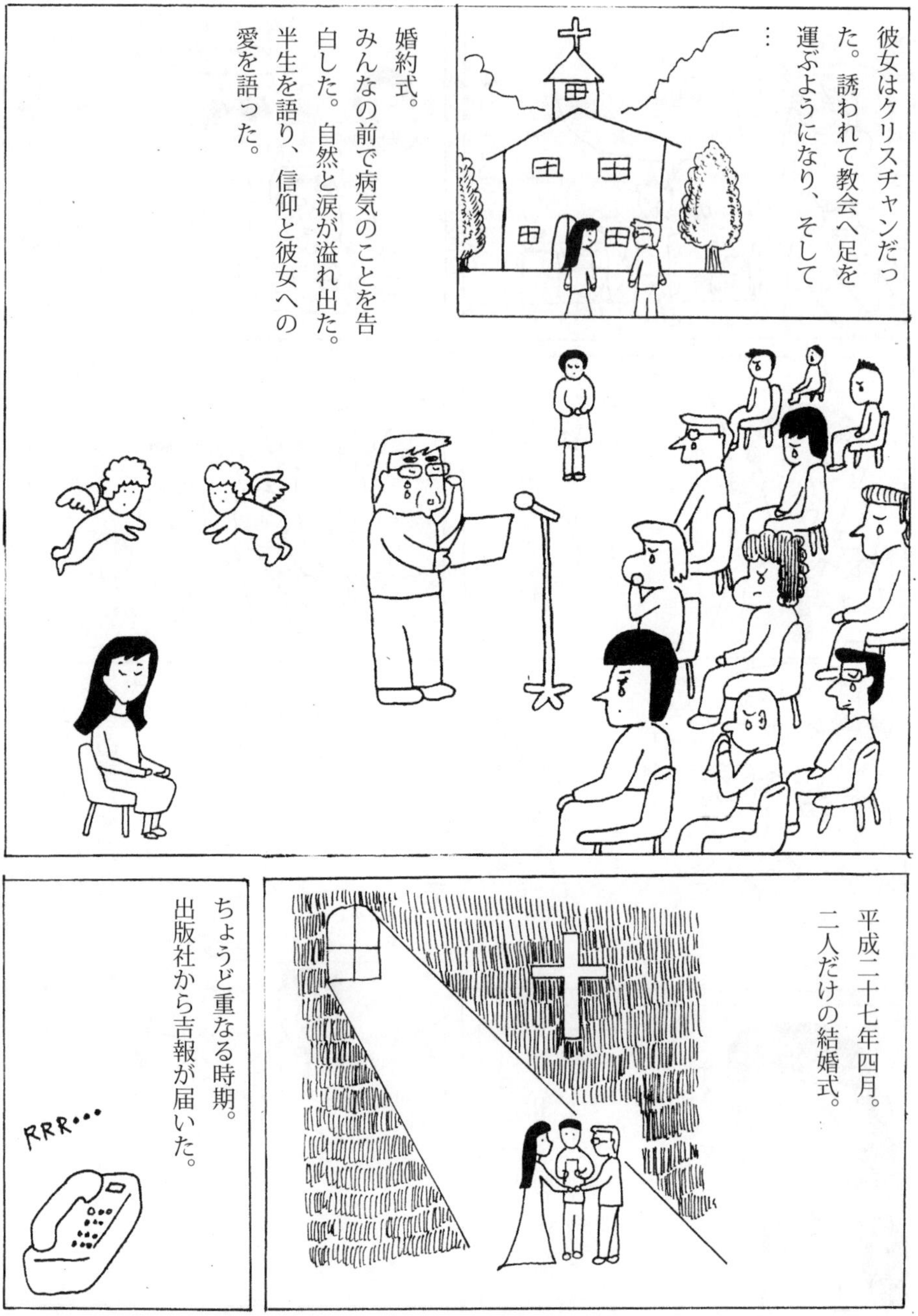
彼女はクリスチャンだった。誘われて教会へ足を運ぶようになり、そして……

婚約式。みんなの前で病気のことを告白した。自然と涙が溢れ出た。半生を語り、信仰と彼女への愛を語った。

平成二十七年四月。二人だけの結婚式。

ちょうど重なる時期。出版社から吉報が届いた。

RRR…

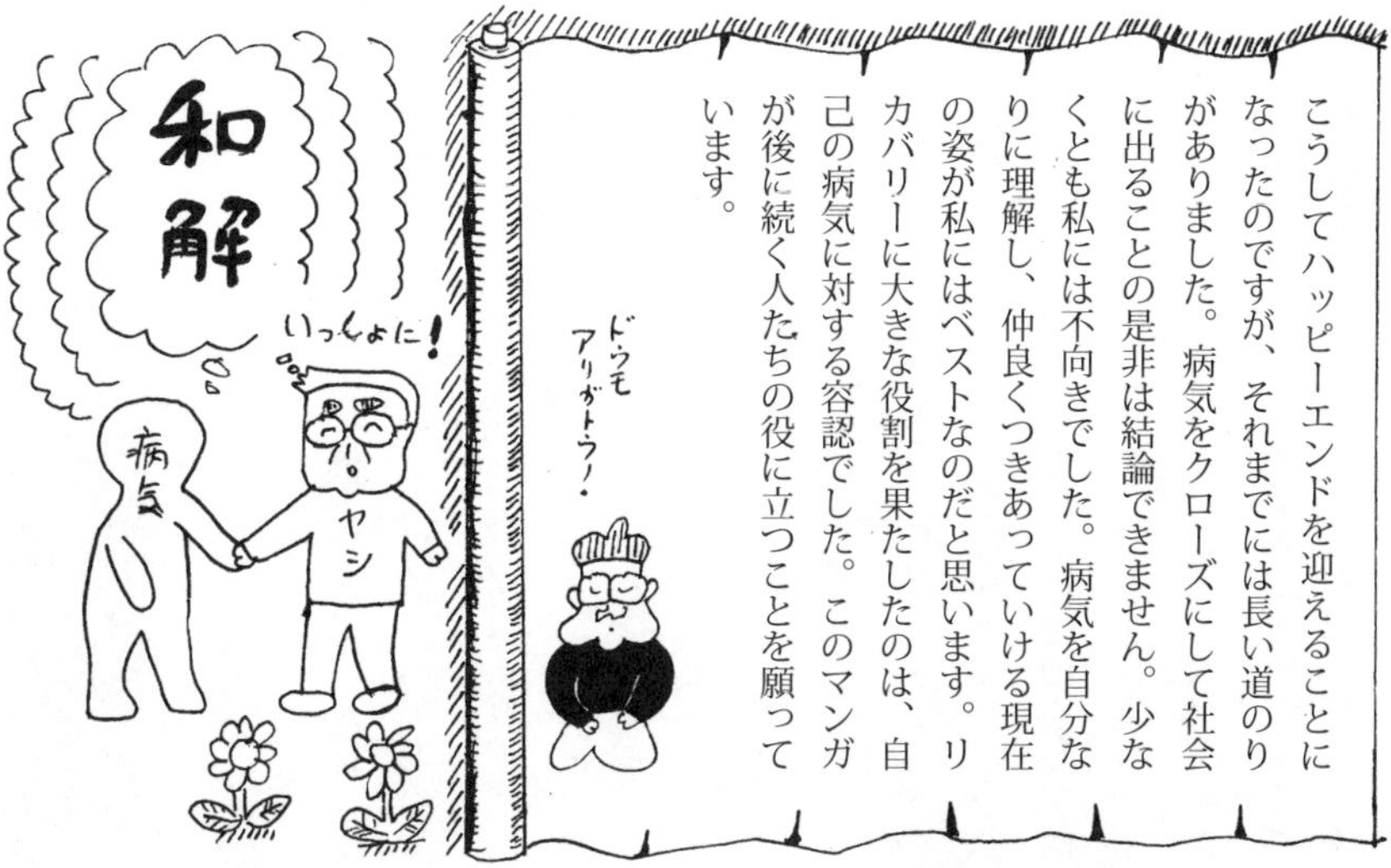
こうしてハッピーエンドを迎えることになったのですが、それまでには長い道のりがありました。病気をクローズにして社会に出ることの是非は結論できません。少なくとも私には不向きでした。病気を自分なりに理解し、仲良くつきあっていける現在の姿が私にはベストなのだと思います。リカバリーに大きな役割を果たしたのは、自己の病気に対する容認でした。このマンガが後に続く人たちの役に立つことを願っています。
ドウモ アリガトウ！
和解
いっしょに！
病気
ヤシ

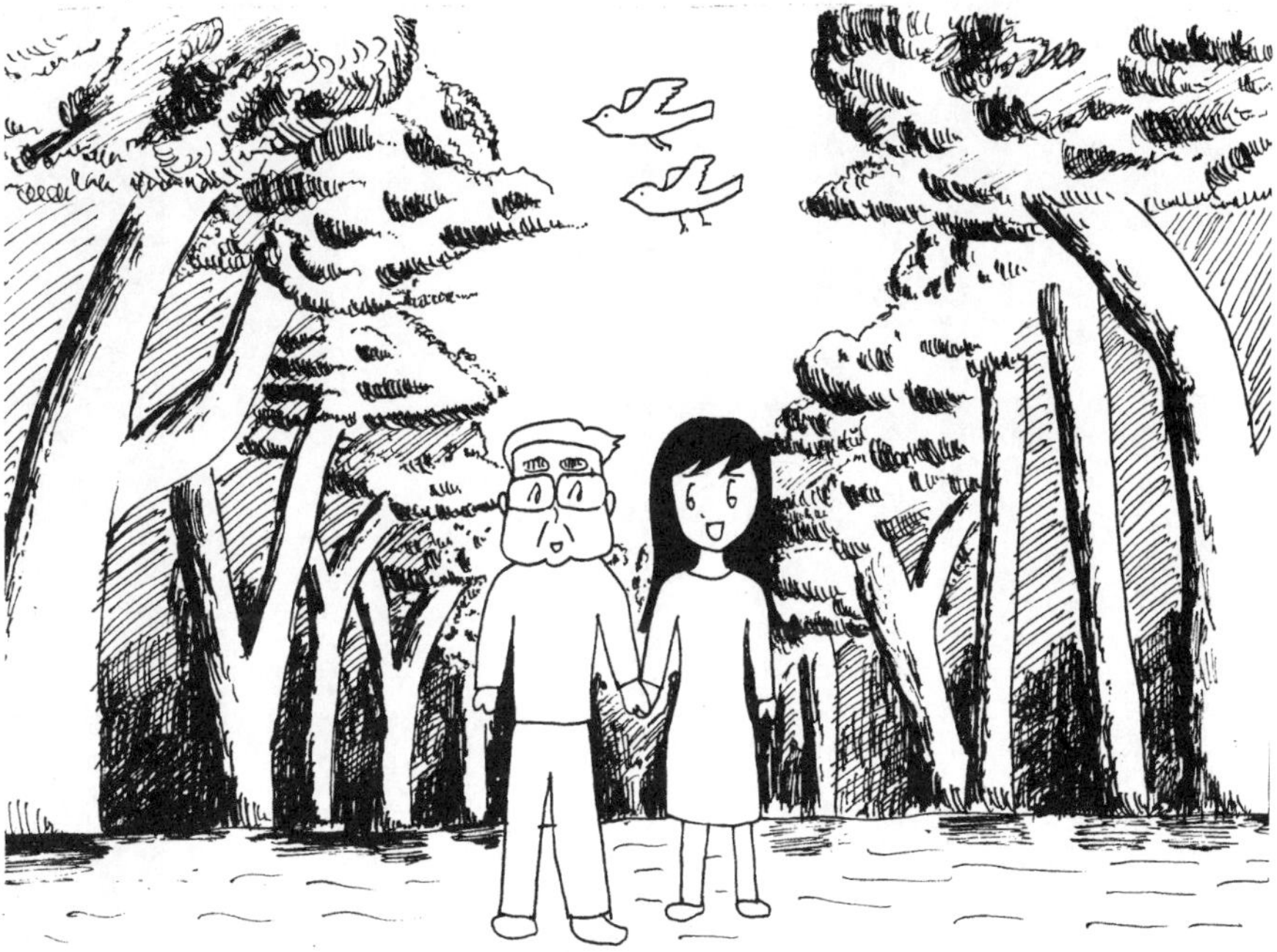

回復のキーワード　佐竹直子（精神科医）

体験談の執筆に協力いただいた皆さんの回復・リカバリーには、三つの出会いがあると思いました。それは、「医療」に出会うこと、「安心できる人間関係」に出会うこと、「生きがい」に出会うことです。

●「医療」に出会う

医療との出会いにはいろいろな形があります。自分から進んで相談に行こうと思った人もいますし、なかなか足を運ぶことができなかった人、精神科の受診なんて思いもつかなかった人などさまざまです。医療とつながることによって、「自分の問題が何だったのか、この先どうしていけばよいのか道筋がわかった」「つらい感じが少し楽になった」など、それまでの状態から変わることが可能になります。薬物療法で症状が減る、症状の扱い方・つき合い方がわかるようになるなど、それまでの苦痛を少し和らげることができるようになるでしょうし、初めて支援者と出会う機会となるかもしれません。

その一方で、とても嫌な思いをして医療から離れ、その後は医療に対してよいイメージを持てないなど、不幸な出会いをしてしまう人もいます。精神科の治療は、骨折や胃潰瘍のような身体の病気の治療と違い、症状だけを扱うものではありません。その人の生き方や人生の目標に寄り添った支援が行われないと、たとえ症状が軽くなったとしても治療から離れてしまうことがあります。病気の症状ではなく、その人自身を中心にした支援が行われることがリカバリーにとって一番大事なことだと思います。

●「安心できる人間関係」に出会う

安心できる人間関係に出会うこともとても重要なことです。病気を発症し自分に自信が持てなくなったとき、自分を理解して認めてくれる存在は安心を与えてくれます。孤独な気持ちを和らげ、力づけてくれます。自分のことをネガティブにしか考えられなかったのが、少しずつポジティブに考えられるようになり、自信を持てるようになっていきます。安心できる人間関係が得られる場は人によってさまざまです。同じ仲間のいる場所、たとえばデイケアや地域活動支援センター、当事者活動の場などかもしれませんし、医療や福祉の支援者のこともあります。

自分の生活について、不安について、将来について、構えずに話ができる人や話のできる機会を持てるようになると、たとえ同じ症状があったとしても本人は変わっていくのだと感じることがよくあります。病気による状態は、症状とその人自身との力関係により決まってきます。自分に自信を持つことができるようになってくると、症状はありながらもそれに圧倒される感じが減り、生活のなかでの影響も減っていく変化を診療のなかでもよく目にします。

●「生きがい」に出会う

自分を理解してくれる人たちと今までと違った生活が始まり、そのなかで「生きがい」に出会っていきます。生きがいというと、何か特別な目標のように聞こえますが、そうではなく自分が自分らしく生きていくときに納得して選んだものを手にするということです。

筆者がデイケアや訪問支援のなかでかかわった当事者の人たちから「自立した生活がしたい。自分にもできるんだと認めてほしい」「人の役に立てることをしたい」「家族のために何かできたら」という訴えをよく聞きます。これらの希望が生活のなかでその人に合った形となり、その人自身の目標になるのだろうと思います。その目標は人生のなかで変化することもあるし、うまくいかないこともあります。自分の周りの大切な人たちに支えられながら、苦労しながら人生を歩むことがリカバリーのプロセスであり、真にその人らしく、本人にとって納得のいく人生を得ることができるのだろうと思います。

第3章

統合失調症の早期発見、再発予防のために

ここまで、当事者のみなさんの発症をめぐる状況について、発症の引き金になったと思われる出来事やそのときご本人が感じたこと、そしてそれぞれのリカバリーストーリーをみてきました。いずれにも、発症前後の混乱した状況や発症してからの紆余曲折、やがてご自分なりのリカバリーの道を見つけ歩むようになるまでの体験が描かれていました。

これらの体験からはたくさんの学ぶべきことがあります。この一つひとつのかけがえのない体験もふまえ、現在統合失調症を抱えている方々、また、「もしかしたら自分（あるいは家族）は統合失調症を発症したのではないか」と悩んでいる方々に役に立つと思われることをお伝えしたいと思います。

統合失調症の再発予防と発症の早期発見、それらにかかわってくる発症の引き金、さらに発症後のリカバリーのプロセスについてです。

I　再発予防のために～現在統合失調症を抱える方々へ

統合失調症は慢性の経過をたどり、長い経過のなかで症状のぶり返し、すなわち「再燃」を体験することの多い疾患です。発症後、急性期といわれる激しい症状は治療によりいったん治まりますが、その後の生活のなかで急性期症状の再燃を何度か体験することがあるでしょう。

急性期の症状は、幻聴や妄想に支配されることにより、その人の日常生活や社会生活に大きな影響を及ぼすことが考えられます。体験談のなかにもあったように、仕事を失ったり、家族や友人などとの人間関係をうまく保つことができなくなったり、時には生命の危険に直面することもあります。また、再燃をくり返すことにより、脳自体にダメージがみられるようになり、さまざまな症状が治まりにくくなる状態が生じやすくなります。

このような再燃を減らすことは、統合失調症の方々の生活にとっては大きな課題であり、それゆえに再燃についてよく知っておくこと、そして再燃のリスクを減らすための試みが重要になってきます。

1. 再燃とは

統合失調症は、症状の内容や程度がその時々に変化します。多くの統合失調症の方は、第一章で説明したように、前駆期から急性期にかけて激しい症状が出現することにより治療が始まります。主に薬物療法により、幻聴や妄想、興奮などの症状はある程度抑えられ、休息期、回復期へと移行していきます。「再燃」は、この休息期から回復期において、急性期の症状をぶり返すことをさします。

2. 再燃の影響

統合失調症の場合、再燃をくり返すことによって、幻覚や妄想など比較的薬物療法が効く症状も薬がなかなか効かず治まりにくくなったり、理解力や集中力の認知機能が低下してしまい戻りにくくなるような影響がみられます。脳にも萎縮が生じ、脳の働きが低下してくることも最近の研究でわかってきています。いったん萎縮した脳は元の状態には戻りにくく、これが症状を慢性化させる原因の一つになっていると思われます。

こうしたメカニズムを持つ再燃を減らすことは、症状による生活上の困難を減らすことに大きくかかわってくるため、できる限りそのための工夫をしていくことが望まれます。

3. 再燃を引き起こすもの

・ストレス

発症のときと同じように、生活におけるさまざまなストレスが再燃の原因となります。仕事のストレスや環境の変化によるストレス、人間関係上のストレスなど、日常生活や社会生活のなかにあるさまざまなストレスが再燃の引き金になりえます。

また、統合失調症を発症して今までできていたことができなくなってしまうことにより、自分自身に自信がなくなり、不安に陥ることがあります。病気についての知識やサポートがないなかで先の見通しが立たないことも、さらに不安を強める原因となります。このような不安を抱えた状態も本人にとって大きなストレスとなり、再燃につながります。

・薬物療法の中断

統合失調症の治療薬である抗精神病薬は、急性期の激しい症状を改善するだけでなく、再燃を防ぐ効果もあります。症状がなくなったと思い、当事者の方だけでなく家族の方も、薬を長く使用する抵抗感から内服の継続をやめてしまうことがあります。しかし、自己判断による中断は禁物です。内服の中断により再燃のリスクは高まるといわれています。

４．「引き金」について

前章で大きくテーマを分類して、多様な「引き金」をみてきました。多くの事例に関係していたのは、ストレスでした。人間が社会のなかで生きていくうえで、ストレスは常につきまとい、これらストレスにはさまざまな種類と負荷の大きさがあります。統合失調症の発症・再燃にかかわるストレスを改めて整理します。

・職場のストレス

仕事は肉体的な疲労に加え、職場での人間関係や自分の仕事についての周囲からの評価など、さまざまな種類のストレスがかかります。自分の評価を高めようと無理をしたり、劣悪な職場環境で過重労働であったりなどが大きなストレスとなります。

統合失調症を発症しやすい病前からの性格傾向として、真面目で融通がきかず、要領もあまりよくないなど、職場でストレスをため過ぎないように工夫することが苦手である点も先に述べました。これらも人一倍ストレスを抱えてしまう要因となります。

また、統合失調症を発症した後は、認知機能障害などの症状により集中力や理解力が低下し、仕事の内容を覚えられなかったり効率が落ちてしまったりと仕事が思うようにはかどらず、自分に自信が持てなくなってしまいます。それ以前にも仕事がうまく続かないなどの失敗体験があると、自信のなさを払拭するためにさらに自分にプレッシャーをかけて、ストレスがますます重なり再燃につながってしまうことがよくあります。

・環境の変化によるストレス

人生のなかでごくふつうに起こりうる環境の変化もストレスになることがあります。たとえば、引っ越しや職場の異動など生活や仕事にまつわる環境の変化などがそれにあたります。また一人暮らしを始めたり、結婚したり、子どもが生まれたり、家族や親しい人が亡くなったりなど、いわゆる「ライフイベント」といわれるものも、たとえそれが喜ばしいことであってもストレスになることがあります。

・対人関係のストレス

人間関係は誰にとってもストレスの元になりやすいものです。しかし統合失調症の人の場合、真面目で人に気を遣い過ぎてしまう、周囲からのいろいろな刺激を拾いやすく、物事の優先順位をつけるのが苦手などの傾向から、人一倍対人関係にエネルギーを使い多大なストレスになってしまうことがあります。

人と適当な距離を取り自分自身が疲弊してしまうことから身を守るのが苦手なため、対人関係について苦手感がある人が多いです。その一方で、対人関係そのものはむしろ好きであることも多く、そのぶんストレスがたまりやすくなる一面もあるようです。

5. 再燃を予防するために

再燃を起こりにくくするためには相応の工夫が必要になってきます。それらを整理します。

・病気についての正しい知識を持つ

統合失調症という病気がどんな病気なのか、正しい知識を持つことがまず必要です。病気の症状や経過、薬物療法やリハビリテーションなどの治療法、ストレスへの対処法などの知識です。生活を支えるための福祉サービスの知識・情報なども重要です。これらを得ることで、病気を抱えての生活で大切なことや、困難が生じたときの対処の術を知ることができます。

統合失調症についての知識を得る方法はいくつかあります。その一つに、当事者やその家族など本人の身近な人に対して行う心理教育があります。心理教育は、数日のプログラムで学校の授業のような形式で病気についての講義を受け、さらに参加者が病気を抱える生活のなかでの困難さについて対処を考えるグループワークを行います。これには対処スキルの獲得とピアサポート（同じ悩みを抱える仲間の支援）によるエンパワメント（力づけられること）の効果もあります。

心理教育は、医療機関や保健所などの行政機関、地域活動支援センターなどの福祉施設で実施されています。最近では、当事者活動として、当事者が当事者に対し情報提供を行うスタイルの心理教育もあります。

・ストレスの管理をする

人が社会のなかで生活していくとき、そこには必ずストレスがあります。ストレスは量も質も種類もさまざまであることは再三述べてきたとおりです。ストレスのかかり方は、その時々によっても違いますし、同じ環境や条件でも人によって受けるストレスの量は違います。ストレスによる負荷が重くなり過ぎないように、その人にあったストレス量の調節をすることが重要です。この調節の作業である「ストレスマネジメント」については後述します。

・苦手なストレスを知る

人によって得意なこと、不得意なことがあるように、ストレスも人によって得意なストレス、苦手なストレスがあるようです。統合失調症の方のサポートに長くかかわっていると、再燃のきっかけが必ず仕事である人、仕事ではわりと厳しい状況も乗り切っているのに恋愛では必ず調子を崩す人など、その人ごとのパターンを見つけることができます。発症のときに引き金となったストレスは、その人にとって苦手なストレスであることが多いです。

・ストレスはいけないものか

ストレスを減らそうとし過ぎてしまうことがストレスになることがあります。たとえば、職場のストレスが原因で再燃をくり返す人にとって、仕事をしない人生がその人にとって望まないものであれば、仕事をしないという選択をすることはストレスになります。

重要なのは、ストレスの回避ではなくリスクへのサポートです。不調をきたしたとき、一人で困らずに誰かと相談しながら立て直しを図り、その危機を乗り越えられたときに自分自身が強くなった手応えを感じ、その先の人生を歩む上での自信につながっていくのです。

6. ストレスマネジメント

前項の「ストレスの管理をする」で挙げたストレスマネジメントについて具体的にみていきます。ストレスを完全になくすことはできませんが、ストレスの量を調整することは可能です。そのために次のようなことに取り組んでいきます。

・自分にとってのストレスが何かを知る

その人にとって大きな負担となるストレスはさまざまです。自分があまり得意でないストレスが何であるかを把握します。

・ストレスによって起こるサインをとらえる

ストレスがかかったときに、人間の身体はいろいろな形で「もうこれ以上のストレスには耐えられません」ということを知らせるサインを出してきます。これを「ストレスサイン」といいます。ストレスサインには、以下のようなものがあります。自分のストレスサインが何かを把握することが必要です。

＊身体的なサイン……疲労感・倦怠感、頭痛、めまい、動悸、胃の痛みなど

＊気持ちのサイン……イライラ、落ち込み、不安、落ち着かないなど

＊脳の過敏性のサイン……眠れない、細かいことが気になる、音が気になるなど

・ストレスの調整を行う

ストレスをダムにたまった水にたとえると、ストレスマネジメントはダムの水量を一定に保つことを指します。ダムの水を一定に保つには、「ダムに入ってくる水の量が増え過ぎないように堰き止める」か、「水量が増えて高くなった水位を放水して下げる」かの二つの方法があります。これらをストレスサインに気づいたときに実行して、ストレスの量を調整するようにします。

①ストレスを解消する（＝放水する）

＊睡眠や休養を十分に取る

＊リラックスできる時間を持つ（呼吸法、アロマセラピー、静かな部屋で過ごすなど）

＊人に話を聞いてもらう
②ストレスの量を減らす（＝ダムに入る水を減らす）
＊仕事の時間を減らすなど、活動量を抑える
＊ストレスをためやすい考え方の傾向を柔軟にすることを試みる（認知療法）
＊困りごとへの対処法を身につけ実践する（行動療法、ＳＳＴ）
例：幻聴がうるさい　→　音楽を聴いて紛らわす

ここに挙げたようなストレスを調整するやり方も人それぞれです。調子が悪くなってしまったときには、方法を思いつく余裕はないと思います。調子のよいときに自分にとっての調整法を見つけておき、実際に行ってみて効果を確認したり、より効果の上がる方法を見つけて加えていったりなど、自分自身のストレスマネジメントマニュアルを作っていくとよいでしょう。自分一人では取り組むのが難しければ、家族や支援者、当事者の仲間と一緒に取り組んでみると、自分では気づかなかったところにヒントをもらえたりします。

Ⅱ　リカバリーとは

統合失調症や気分障害など精神障害を持つ人々にとって、症状の改善は治療の目標のすべてではなく、当事者の一人ひとりが「リカバリー」のプロセスを歩めるよう支援することが治療の目標であるべきで

あると、近年考えられるようになりました。

リカバリーという言葉にはいくつかの意味が込められています。前章でも、当事者の皆さんがそれぞれの言葉でリカバリーについて語っていました。

◎リカバリー概念の始まり

「リカバリー」という言葉は一九七〇年代、精神障害があるために住む場所や仕事の選択に制限を受け、自らの人生を自分の意思で決定することが保障されていなかった精神障害者の現状に対し、地域のなかで自分たちが満足できる生活を自分たちで決められる権利を取り戻す当事者運動から生まれました。

一九八〇年代に当事者のさまざまな体験からリカバリーの可能性が確認されるようになり、一九九〇年代にリカバリーは概念として確立しました。欧米各国での脱施設化とともに、障害者間だけでなく精神障害者にかかわる支援者や家族、そしてその周囲へと知られるようになっていき、二〇〇〇年代になると、欧米の国々の精神医療福祉政策は、精神障害者の医療や福祉について、リカバリー概念に基づいたサービスの提供を目指すことが謳われるようになり、二〇一〇年代にはアジアを含め世界的な広がりを見せています。

日本におけるリカバリー概念は、二〇〇〇年前後より当事者活動や支援者のなかから徐々に広がり、近年は精神科医療のなかでもリカバリーをサポートする医療のあり方が考えられるようになっています。

◎リカバリーとは

リカバリーとは、障害を持った人たちが、社会においてそれぞれの人生の意味を見出しながら生きていく、その過程をいいます。精神障害を抱えた当事者の人生の到達点を指す言葉でも、障害を抱えながら目覚ましい成功を収めるサクセスストーリーを指す言葉でもありません。

病気を発症してそれまでの生活が一転し、大切にしていたものを失ったり、自信を失ったり、将来がみえなくなる不安に苛まれたり、偏見に押しつぶされそうになったりした状態から、自分らしく生きられる何かを見つけて、それに向かって歩んでいくそのプロセス自体がリカバリーです。そのプロセスのなかで新たに獲得したスキル、仕事や家庭、自分が住んでいる地域における役割などの結果もリカバリーです。

リカバリーは、人が人生のなかでいろいろな役割を得て、社会で責任を持って生きていくという、当たり前の歩みです。その歩みを偏見や差別に妨げられることのないよう、前に向かっていく姿勢も必要です。

◎リカバリーの段階

前章でみてきたお一人おひとりのストーリーからもわかるように、統合失調症の当事者がそれぞれのリカバリーを歩んでいく道のりには、いくつかの段階があります。発症後、病気の症状に圧倒され、どうしていいのかわからない状態から、どのようにして歩んでいくのかをみていきます。

1．孤立からの脱却

統合失調症の発症後、これまでに体験したことのない状態に混乱し、症状に翻弄され、またその状況が病気のために起こっていること自体を理解できないこともあり、何をどうしてよいのかわからないないか、誰かにうまく支えられることが難しく孤立しがちです。

また、この病気の発症により、それまでの生活や社会的な地位・役割を手放さなければならなくなることも少なくありません。症状による影響から生活能力が下がり、自分の力のなさを感じさせられ、物事を達成できるという感覚（自己効力感）が低くなり、自信を失ってしまいがちです。

こうした状況からの転機となるのが、病気のこと、生活のこと、将来のことを一緒に考えてくれる人々との出会いです。その人たちに力づけられること（エンパワメント）が新たな歩みを始めるための原動力となり、歩み始めたときの支えにもなります。

体験談にも、本人を支える人たちとのつながりからリカバリーが始まっていく様子が描かれていました。支えてくれる人は、当事者の仲間だったり、就労支援事業所や地域活動支援センターのスタッフだったり、病院やクリニックなど医療機関のスタッフだったり、家族や旧友だったりとさまざまです。自分の状況をよく理解してくれて、見守り励ましてくれ、時には厳しいことも言ってくれる人、障害の有無にかかわらず誰の人生にとっても必要なそんな人の存在を得ることがリカバリーの第一段階です。

2. 新たな目標の獲得

病気のために失った、あるいは何度も失敗をくり返すなかでやがてあきらめてしまった社会のなかでの役割を、新しい形で見出し獲得していこうとするのが次の段階です。仕事をする、育児をする、親の面倒をみる、住んでいる地域で役に立つ活動をするなど、発症前と同じことはできないかもしれないけれど、自分なりの新たな目標を見つけていきます。病気を発症してからあまり意識しなかった趣味を持つ、好きなライフスタイルを確立するなど、人生の目標だけでなく、自分らしい生き方を考えるようにもなります。

こうした目標への道も、周囲の人に支えられ、力づけられながら進んでいきます。前へ進もうとするなかで生じる不安を理解し、支えてくれる人々が大きな力になります。この段階では、具体的な行動には至りませんが、そこへ向かおうとする気持ちが内側で育っています。

3．自己決定・自己責任の回復

新たな目標を持ちそれに向かって前進するときには、うまくいかない、調子を崩してしまうなどのリスクもあります。自分が選択するということ、そして選択したことに自ら責任を持つこと、こうした自己決定と自己責任にかかわることへの前進や停滞、後退が心のなかで、あるいは行動を起こし始めるなかで生じていきます。

自己決定や自己責任は誰の人生にとっても当たり前のことですが、病気の発症後しばらくは、この部分への心の営みは中断しています。回復するなかで再起し、一進一退をくり返し、今の自分ができることとも自ら相談しながら、自己決定と自己責任への気持ちを回復していくのです。

4．症状管理の意識と自己効力感

目標へ進もうとする気持ちを病気の症状が妨げることは、少なからず起こってきます。症状による影響をできるだけ減らせるような生活スタイルや健康管理のあり方を、病気とのつき合いのなかで徐々に体得していきます。そして積極的に健康管理を自分自身で行う力を身につけることを目指します。

症状に対する自己管理の意識は人生の目標が明確になることでさらに高まります。また、自分自身で症状をある程度コントロールできることがわかると、「できるぞ」と自信を持てるようにもなります。これを自己効力感といいます。自己効力感が上がると、同じ症状があっても幻聴などの症状に過剰に振り回されることがなくなり、その症状とある程度の距離を保っていられるようにもなります。症状による負担感が減るようです。

5. 社会のなかで新たな役割の獲得

こうした段階を経て、社会のなかで新たなチャレンジから新たな役割を得ます。そして、「病気はあるけれど、社会のなかで役割を持ちながら生きている」という実感が持てるようになります。この実感の度合いは人によってさまざまです。役割の内容も、そこへ至るプロセスも人それぞれです。その役割は、病気を発症する前とは違った形かもしれませんし、病気がなくなるわけでもありません。

しかし、自らの意思で選び取り、自分自身で手にした社会のなかでの新しい役割は、本人が生きていく力になります。その役割はリカバリーにおける成果の一つであり、そこに至るまでのあらゆることがリカバリーなのです。

リカバリーのプロセスは、精神障害を持つ人々に特有のものではありません。人生のなかで何かに躓いてそれまでの生活を失ったとき、そこから新たな人生を獲得するときにはきっと同じように、人に支えられ、立ち直り、やがて新たなものを得てそれまでとは違った生き方を手に入れるプロセスを歩むのではないでしょうか。そのとき得られる生活は、本人にとってはふつうの、それでいて満足できる穏やかなもののように思います。

Ⅲ　統合失調症の早期発見・早期治療

統合失調症は、発症の初期から適切な治療や支援につながることが難しい疾患であると思われます。前章でみてきた事例の数々からも、そのことは否みがたい実状としてあります。一方で、発症後の早い時期から適切な治療と支援を受けることにより、慢性的な症状を残すことが少なくなるともいわれており、それに関する研究結果も出ています。

精神的な不調が始まった人々に早めにそのサインに気づいてもらい、適切なサポートにつながりやすくなるためにどのようなことができるのか、現状の課題も含めてみていきます。

1．早期発見の難しさ

統合失調症の早期発見は、いくつもの困難な点があると思われ、次のような課題が挙げられます。

●初期症状は病気と認識されづらい

統合失調症の発症初期は、幻聴や妄想など誰の目から見ても明らかに症状とわかるものが出現することは少なく、たとえば遅刻が多くなった、仕事に集中できない、なんとなく落ち着かないなど、ちょっとした生活のなかの変化として起こってきます。これらに対する周囲の認識は、「最近たるんでいるようだ」「人間関係で嫌なことがあったんだろう」「少し疲れているのかな」など、病気の症状とは結びつけないのがふつうです。本人も病気としての自覚はなく、周囲にもその認識はないなかで病状が進行していくということになります。

●精神疾患への偏見が受診を阻む

何となく精神的な不調を感じていても、自分が精神疾患かもしれないと考えることに不安を覚えるかもしれません。残念ながら精神疾患に対する偏見は少なからず世の中にあるため、自分が病気であることを受け入れるのは、とりわけ発症初期の段階では難しいことと思われます。

●病気に対する知識不足が受診を遅らせる

家族など身近にいる人々が精神疾患についての正しい知識を持っていないために、精神疾患に罹ることを「気持ちの問題だ」とか「弱いからそうなるのだ」などの誤った認識をしがちです。そのことが受診の機会を遅らせることになります。

●発症初期は症状が変わりやすい

統合失調症の発症前後は、症状が変わりやすく一時的によくなってしまうこともあります。そうした症状の持つ特性が医療や福祉につながりにくくしている一面があります。

●支援機関とつながりにくい

本人や家族が精神的な不調に気づいても、その問題をどこに相談してよいのかがわからずに、いよいよ状況が悪化するまで支援機関につながらないことが往々にしてあります。保健所や市役所などの行政機関も利用の仕方がわからず、躊躇しているうちに病状が進んでしまいます。

2. 早期介入の効果

統合失調症は、発症後のできるだけ早い時期から治療やサポートを得られると、症状が慢性化しにくく、生活への影響が少なくなるといわれているのは前述したとおりです。

発症早期は薬物療法の効果が出やすく、社会生活のなかで生じ始めている問題もまだ少ないため、立て直しへの労力も抑えられます。この時期に病気に関しての情報提供を行い、適切な治療や必要なサービスを導入できれば、重症化をある程度回避することができるのです。

一方では、先に述べたように早期発見・早期治療の難しい状況があり、イギリスにおいては、統合失調症を発症してから初めて精神科のサービスが導入されるまで二年を要するとの研究報告もあります。治療の遅れは、高い治療効果を得られる時期を逸してしまうだけでなく、本人や家族が混乱のなかで孤立し不安な日々を長期にわたり過ごすことにより、本人の身体と生活にさらなる悪影響をおよぼすことにつながります。

これらを教訓として、オーストラリアやイギリスなどの国々では、できるだけ早期に適切な支援につながることを目的とした「早期介入」という新しい分野が一九九〇年代から導入されています。治療導入から三年間、重点的なサポートが行われることにより、治療の反応性がよく、治療の継続性も保たれ、心理教育や生活への支援により、症状の慢性化や再燃のリスクも減るという成果が得られています。こうした取組みが世界各国で広がり始めています。

3. 早期発見・早期介入のポイント

統合失調症の早期発見・早期介入には、次のような取組みが必要となってきます。

・統合失調症についての普及啓発

統合失調症がどのような病気なのか、特に発症時にみられやすい状態や気づいたときに誰に相談をすればよいのかなどの情報を、わかりやすい形で広く伝えていくことが必要です。好発年齢が一〇代後半から三〇代であるため、学校教育のなかで伝えたり、テレビやインターネットで誰でも簡単に情報が得られたりするようにすることが効果的です。

最近では、福祉専門のテレビ番組もいろいろあり、日常的に情報発信が行われています。前章の当事者の方々の体験談なども、まさにわかりやすく伝える手段の一つです。

・アンチスティグマ

統合失調症を始め精神障害についての偏見は、少しずつなくなってきたとはいえ根強いものがあります。誰もが正しい知識を持っている状況には至らないため、よくわからないところから偏見が生じやすいともいえます。偏見があると、自分が精神疾患かなと思ってもなかなか相談しづらい、病院にも行きづらいなどの問題が生じてくるのは先に述べたとおりです。正しい情報の普及と偏見の解消に向けてのキャンペーンなどが必要です。

●相談窓口の周知

統合失調症の発症初期は、症状がはっきりしなかったり、精神科を受診しても薬物療法は不要とされたり、短期間の薬物治療で症状がすっかりよくなり医療から離れてしまったりなど、長期的にみるとマイナスに働きかねないことがいろいろあります。精神科での治療は必要なくても、その後の生活を一緒に見守り、何か困ったときに相談に乗れるような窓口があることが、まだ治療も支援も確立していない早期の場合には重要です。

困ったときにこの問題を誰が助けてくれるかがはっきりしないと不安です。自分たちでどうしようもできないときにマネジメントしてくれる人が必要です。本人と家族だけが困った状態で長く治療につながらず、本格的に調子が悪くなってようやく治療に漕ぎ着けたときには本人も家族も疲弊し、すでに多くのものを失っていたり危険にさらされていたりします。適切なサービスにつながらなかった経験から支援に対する失望感が生じていると、その後の治療関係や支援関係にも影響が出てしまいます。

日本ではまだ整備されていない早期介入の支援システムの開発と普及が、今後より一層求められてきます。現状においてできるのは、本人や家族が相談できる窓口を周知し、相談もしやすくなるように情報提供を行っていくことだと思います。

[編著者]〜〜〜〜〜〜〜〜〜〜〜〜〜〜〜〜〜〜〜〜〜〜〜〜〜〜〜〜〜〜〜〜〜〜〜〜

佐竹直子（さたけ なおこ）
国立研究開発法人国立精神・神経医療研究センター病院、精神科医

千葉大学医学部附属病院、成田赤十字病院、銚子市立総合病院勤務の後、ブリティッシュコロンビア大学に地域精神医療の臨床研究員として 1 年間留学。帰国後、千葉病院を経て、国府台病院に勤務。当時 350 床あった精神病床の削減プロジェクトに携わり、地域精神医療体制の基盤構築とあわせて取り組む。この一環として日本初の ACT（包括型地域生活支援プログラム）チームである「訪問看護ステーション ACT-J」の一員として活動。2014 年 4 月より、国立精神・神経医療研究センター病院に勤務。東日本大震災の被災地支援にも早期から取り組み、数か月おきに宮城県石巻市を中心に被災者のメンタルケア訪問を行っている。

[著者] リカバリーを生きる人々 〜〜〜〜〜〜〜〜〜〜〜〜〜〜〜〜〜〜〜〜〜〜〜〜〜

前田伸一（さかいピアサポネット・大阪府）
A.N（浦河べてるの家・北海道）
T.K（奈良県）
樋口伸彦（大阪ピア・ヘルパー連絡会・大阪府）
柳尚孝（淡路障害者生活支援センター ピアサポーター・兵庫県）
原田幾世（日本ピアスタッフ協会・宮城県）
遠藤由美子（クラブハウス サン・マリーナ・東京都）
伊藤知之（浦河べてるの家・北海道）
tyk（東京若枝教会員・東京都）
林清志［仮名］（東京都）
北村和孝（さかいピアサポネット・大阪府）
紅葉の夫・イエロー［仮名］（エイブルベランダ Be・石川県）
真田隆幸［仮名］（神奈川県）
戸辺博之（地域活動支援センター ピアスタッフ・千葉県）
山根耕平（浦河べてるの家・北海道）
イエローの妻・紅葉［仮名］（石川県）
池松靖博（浦河べてるの家・北海道）
熊田貝［仮名］（神奈川県）
黒猫の妖精［仮名］（神奈川県）
島貫慎之（札幌なかまの杜クリニック ピアスタッフ・北海道）
石崎隆基（宮城県）
T.N（東京都）
竹内政治（さいたま市精神障害者当事者会ウィーズ・埼玉県）
月空［仮名］（ひきこもりを考える精神保健福祉士・富山県）
早坂潔（浦河べてるの家・北海道）
ナツメヤシ［仮名］（東京都）

わたしと統合失調症―26人の当事者が語る発症のトリガー

2016年12月15日　初　版　発　行
2021年10月 5 日　初版第 3 刷発行

著者――――――リカバリーを生きる人々
編著者―――――佐竹直子
発行者―――――荘村明彦
発行所―――――中央法規出版株式会社
〒110-0016　東京都台東区台東3-29-1　中央法規ビル
営業　TEL:03-3834-5817　FAX:03-3837-8037
取次・書店担当　TEL:03-3834-5815　FAX:03-3837-8035
https://www.chuohoki.co.jp/
印刷・製本――――株式会社アルキャスト
装幀・本文デザイン――齋藤視倭子

定価はカバーに表示してあります。

ISBN 978-4-8058-5443-3